Adam B. Yanke / Brian J. Cole

Joint Preservation of the Knee
A Clinical Casebook

保膝技术临床病例手册

主　编　〔美〕　亚当·B.扬克
　　　　　　　布莱恩·J.科勒

主　译　冀全博　王　岩

天津出版传媒集团
天津科技翻译出版有限公司

著作权合同登记号：图字：02-2020-151

图书在版编目(CIP)数据

　　保膝技术临床病例手册 /（美）亚当·B.扬克
（Adam B. Yanke），（美）布莱恩·J.科勒
（Brian J. Cole）主编；冀全博，王岩主译. —天津：
天津科技翻译出版有限公司，2022.5
　　书名原文：Joint Preservation of the Knee：A
Clinical Casebook
　　ISBN 978-7-5433-4183-8

　　Ⅰ.①保… Ⅱ.①亚… ②布… ③冀… ④王… Ⅲ.
①膝关节–关节疾病–防治 Ⅳ.①R684

　　中国版本图书馆 CIP 数据核字(2021)第 245240 号

First published in English under the title:
Joint Preservation of the Knee: A Clinical Casebook
edited by Adam B. Yanke and Brian J. Cole
Copyright ⓒ Springer Nature Switzerland AG, 2019
This edition has been translated and published under license from
Springer Nature Switzerland AG.

　　中文简体字版权属天津科技翻译出版有限公司。

授权单位：Springer Nature Switzerland AG
出　　版：天津科技翻译出版有限公司
出 版 人：刘子媛
地　　址：天津市南开区白堤路 244 号
邮政编码：300192
电　　话：(022)87894896
传　　真：(022)87893237
网　　址：www.tsttpc.com
印　　刷：天津海顺印业包装有限公司分公司
发　　行：全国新华书店
版本记录：890mm×1240mm　32 开本　8.5 印张　200 千字
　　　　　　2022 年 5 月第 1 版　2022 年 5 月第 1 次印刷
　　　　　　定价：88.00 元

（如发现印装问题，可与出版社调换）

译者名单

主　译　冀全博　王　岩

副主译　张国强　柴　伟　张雪松　王　征

译校者（按姓氏汉语拼音排序）

柴　伟　程　龙　耿　磊　耿宗洁

冀全博　寇宇晴　李　静　李俊成

路　宽　倪　明　任　鹏　王　岩

王　征　肖璟波　辛　鹏　徐亚梦

张　强　张国强　张雪松　张雁磊

郑清源

编者名单

Burak Altintas, MD Steadman Philippon Clinic, Vail, CO, USA

Luiz Felipe Ambra, MD, PhD Department of Orthopedic and Traumatology, Universidade Federal de São Paulo, São Paulo, SP, Brazil

Charles A. Baumann, BS Missouri Orthopaedic Institute, University of Missouri, Columbia, MO, USA

Adam J. Beer, BS Department of Orthopedic Surgery, Rush University Medical Center, Chicago, IL, USA

Chantelle C. Bozynski, DVM Missouri Orthopaedic Institute, University of Missouri, Columbia, MO, USA

William Bugbee, MD Joint Preservation and Cartilage Repair Service, Medical Direction of Orthopaedic Research, Division of Orthopaedic Surgery, Scripps Clinic, La Jolla, CA, USA

Jorge Chahla, MD, PhD Department of Orthopedic Surgery, Rush University Medical Center, Chicago, IL, USA

Brian J. Chilelli, MD Northwestern Medicine, Regional Medical Group Orthopaedics, Warrenville, IL, USA

David R. Christian, BS Department of Orthopedic Surgery, Rush University Medical Center, Chicago, IL, USA

Brian J. Cole, MD, MBA Department of Orthopedic Surgery, Rush University Medical Center, Chicago, IL, USA

Annabelle Davey, BS University of Vermont, College of Medicine, Burlington, VT, USA

Kyle R. Duchman, MD Department of Orthopaedic Surgery, University of Iowa Hospitals and Clinics, Iowa City, IA, USA

Michael B. Ellman, MD Panorama Orthopedics & Spine Center, Golden, CO, USA

Jack Farr, MD Cartilage Restoration Center, OrthoIndy Hospital, Indianapolis, IN, USA

Rachel M. Frank, MD Department of Orthopaedic Surgery, University of Colorado School of Medicine, Aurora, CO, USA

Katie Freeman, MD Department of Orthopedic Surgery and Rehabilitation, University of Nebraska Medical Center, Omaha, NE, USA

Andreas H. Gomoll, MD Department of Orthopedic Surgery, Hospital for Special Surgery, New York, NY, USA

Trevor R. Gulbrandsen, MD Department of Orthopaedic Surgery, University of Iowa Hospitals and Clinics, Iowa City, IA, USA

Betina B. Hinckel, MD, PhD Missouri Orthopaedic Institute, University of Missouri, Columbia, MO, USA

Drew A. Lansdown, MD Department of Orthopaedic Surgery, University of California, San Francisco School of Medicine, San Francisco, CA, USA

Christian Lattermann, MD Brigham and Women's Hospital, Harvard Medical School, Boston, MA, USA

Michael L. Redondo, MA, BS Department of Orthopedic Surgery, Rush University Medical Center, Chicago, IL, USA

Jonathan C. Riboh, MD Department of Orthopaedic Surgery, Duke University Medical Center, Durham, NC, USA

Andrew J. Riff, MD IU Health Physicians Orthopedics & Sports Medicine, Indianapolis, IN, USA

Seth L. Sherman, MD Department of Orthopaedic Surgery, University of Missouri, Columbia, MO, USA

Missouri Orthopaedic Institute, Columbia, MO, USA

Luis Eduardo Tirico, MD Knee Surgery Department, Orthopedic and Traumatology Institute, University of São Paulo Medical School, São Paulo, Brazil

Kevin C. Wang, BS Department of Orthopedics, Icahn School of Medicine at Mount Sinai, New York, NY, USA

Brian Waterman, MD Wake Forest School of Medicine, Winton-Salem, NC, USA

Adam B. Yanke, MD, PhD Department of Orthopedic Surgery, Rush University Medical Center, Chicago, IL, USA

中文版前言

膝关节损伤等膝关节病是目前常见的关节功能障碍相关疾病,已带来严重的社会经济负担。作为终末期膝关节病的外科治疗手段,人工全膝关节置换术能够使患者的膝关节功能尽快获得有效改善,但其仍属于典型的关节替代重建技术,且常会导致术后疼痛、活动受限、假体周围骨折甚至感染等严重问题的发生。因此,重视膝关节的保膝治疗、维持关节功能、延长膝关节使用寿命,对提高患者的生活质量具有重要意义。

目前,保膝治疗策略主要包括保守治疗、关节镜清理术、微骨折术、自体软骨细胞移植技术、富血小板血浆注射技术、脂肪间充质干细胞注射技术、截骨术(胫骨高位截骨术、腓骨近端截骨术、胫骨近端结节下截骨 Ilizarov 牵伸术)、外固定器关节牵伸术和单髁置换术等。然而,上述各种类型保膝治疗手段的适应证各有不同,导致手术决策和治疗效果不一。为了获得满意的临床效果,在临床实践中,理想的保膝治疗策略应该关注哪些方面?首先,在膝关节损伤早期阶段,采取有效的健康管理等非药物治疗甚至药物治疗可有效改善膝关节症状,延缓关节结构性改变。其次,膝关节损伤病变程度不同,导致关节功能损害程度也不同,进而会影响保膝治疗的手术策略和效果。有效进行膝关节损伤的诊断、评估和管理,明确各种保膝治疗技术的适应证和优缺点,将有助于制订精准的保膝治疗策略。此外,合理应用目前治疗膝关节软骨损伤修复的保膝新兴技术,对患者获得良好的治疗效果也至关重要。

　　本书是一本生动的工具书，是膝关节领域专家理论与实践的结晶。本书从膝关节的解剖学、生物力学、病理生理学、基础研究和保膝治疗技术等方面，对膝关节损伤的治疗进行了详细的介绍，并通过大量、丰富的保膝临床病例，讲述了膝关节损伤的诊断、评估和管理技术、临床优缺点以及最新的软骨损伤修复技术等，为保膝治疗提供了实践指导，并为膝关节损伤的进一步研究和改进提供了依据。

　　本书的顺利出版得到了各位同事和出版界朋友的大力支持,他们利用大量业余时间,参与并完成了这一细致而重要的工作,在此表示衷心的感谢。此外,更要感谢各位骨科前辈,是他们的指导、鼓励和帮助,才使我们能够有勇气顺利完成这项工作。

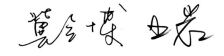

目　录

第 1 部分　膝关节是一个器官 ········· 1

第 1 章　关节软骨:结构和修复 ········· 3

第 2 章　半月板:生物力学和生物学 ········· 21

第 3 章　冠状面和轴线:力线不良的影响 ········· 34

第 4 章　滑膜和关节液在关节稳态中的作用 ········· 47

第 5 章　关节软骨手术失败的界定 ········· 56

第 2 部分　保膝技术病例精髓 ········· 69

第 6 章　偶发性软骨缺损 ········· 71

第 7 章　小面积股骨软骨缺损:原发性/骨丢失 ········· 78

第 8 章　大面积软骨缺损:原发性/骨丢失 ········· 87

第 9 章　膝关节剥脱性骨软骨炎 ········· 101

第 10 章　半月板切除术后综合征 ········· 117

第 11 章　髌骨软骨缺损:诊断和治疗 ········· 133

第 12 章　膝关节双极软骨病变 ········· 147

第 3 部分　复杂保膝技术病例 ········· 161

第 13 章　软骨修复翻修 ········· 163

第 14 章　同种异体半月板移植在前交叉韧带翻修

重建术中的应用 ········· 176

第 15 章　胫股软骨缺损伴力线不良 ········· 189

第 16 章　胫骨软骨缺损 ………………………… 205

第 4 部分　综述和证据 ………………………… 215

第 17 章　膝关节软骨损伤的循证治疗 ……………… 217

第 18 章　软骨修复新技术的出现 ………………… 237

索引 ……………………………………………… 257

第 1 部分

膝关节是一个器官

第 1 章

关节软骨：结构和修复

Charles A. Baumann, Betina B. Hinckel, Chantelle C. Bozynski,
Jack Farr

功能和意义

关节软骨是一种高度特异性的结缔组织，位于关节的骨骺端。其外观呈玻璃状和浅蓝色，根据位置的不同有 2~4mm 厚。关节软骨由透明软骨组成，其功能是保护软骨下骨，当与滑液结合，可大大减少活动关节之间的摩擦力。关节软骨层能够重新分配每日施加在关节上的负荷，起到减震的作用。这些负荷包括日常行走、跳跃、跑步和跪姿状态。当这些负荷和剪切力通过软骨层后，将被重新分配到长骨末端。因此，关节软骨层作为一层保护结构，维持着整个骨–软骨界面（即骨软骨单位）的强度。

关节软骨损伤是骨科最常见的病症之一，会导致严重的长期后遗

C. A. Baumann · B. B. Hinckel · C. C. Bozynski
Missouri Orthopaedic Institute, University of Missouri,
Columbia, MO, USA

J. Farr (✉)
Cartilage Restoration Center, OrthoIndy Hospital,
Indianapolis, IN, USA
e-mail: jfarr@orthoindy.com

症。一项回顾性研究纳入了 31 516 例接受膝关节镜检查的患者,结果显示所有年龄组软骨损伤者高达 19 827 例(63%)[1,2]。一旦发生骨软骨缺损,病变处就会在其他多种因素作用下进展为骨关节炎(OA)。OA 是一种非常常见的损伤,其发生与创伤、肥胖、正常磨损及遗传因素等有关。OA 常表现为关节疼痛,严重者可导致残疾,降低患者的生活质量。随着 OA 的进展,常伴骨赘形成,炎症会使关节软骨进一步退化,最终导致关节的骨对骨磨损,产生剧烈疼痛、炎症,从而形成恶性循环。从放射学上看,超过 80% 的 65 岁以上人群,其手、髋部、膝盖或脊柱中至少有一个关节有 OA 的迹象[3]。在美国,每年治疗 OA 和炎症性关节炎的相关费用超过 1000 亿美元(1 美元≈6.37 元),医疗保健费用约占美国国内生产总值(GDP)的 2%[3-6]。

　　了解关节软骨的正常功能和结构是充分了解软骨病变和病变状态下骨软骨的必要条件。此外,了解关节软骨的正常功能和解剖有利于改进手术和非手术治疗。关节软骨结构复杂,很难恢复到正常状态。人工结构尚未取得令人满意的骨软骨复制效果,因此保留其原始结构对改进当前保守和手术治疗至关重要。

骨软骨单位的结构

软骨结构

　　保护关节软骨是维持骨软骨单位功能的关键。关节软骨无神经、淋巴和血管,限制了其再生愈合的能力。由于关节软骨无血管,软骨必须通过滑液和软骨下骨的扩散获得营养和氧气。

　　关节软骨由细胞外基质(ECM)和软骨细胞组成。ECM 主要由水、胶原蛋白和蛋白多糖组成,但也有少量的其他蛋白质、糖蛋白和脂质[7]。软骨细胞及其细胞周围基质被称为软骨[8]。关节软骨中软骨细胞密度低且被包裹在致密的基质中,从而进一步降低了其再生能力。关节软骨的结构如图 1.1 所示。

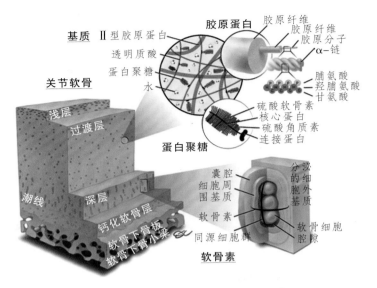

图 1.1　骨软骨单位的结构及其单个成分。

ECM

ECM 的主要成分是水,水占其湿重的 65%~80%。穿过软骨层,水分含量从浅层的 80% 下降到深层的 65%[2,9]。水的主要功能是使蛋白多糖水合,蛋白多糖与水分子一起扩大胶原蛋白网络,润滑关节,并帮助营养物质流向软骨。基质中的水分由蛋白多糖和胶原蛋白维持。电解质,包括钾、钠、钙和氯化物也溶解在水中[7]。关节软骨的含水量一般随寿命的延长而减少,但 OA 患者的含水量可达 90%。关节软骨含水量的增加会导致软骨层的强度下降和通透性增加。

ECM 的第二大成分是胶原蛋白。胶原蛋白是一种纤维状坚韧的结构蛋白,存在于全身,即结缔组织中。胶原蛋白因复杂的三螺旋结构而具有一定的抗拉强度。胶原蛋白由三条多肽链通过氢键缠绕在一起,形成紧密的右旋三股螺旋结构。每条多肽链主要由重复的氨基酸三聚体组成:甘氨酸、脯氨酸和羟脯氨酸。这些重复的三聚体由氢键连接形成左旋螺旋结构[10]。关节软骨中发现的胶原蛋白主要是 II 型胶原蛋白,约占 95%[9]。对于关节软骨中存在的其他胶原纤维,如IV、VI、IX、X、XI、XII、XIII 和XIV型,则很少有人关注。监测这些胶原蛋白的分解可以产生新的生物标志物,以进一步了解疾病进展并改进治疗方法[11]。胶原蛋白分散在 ECM 中,其分布取决于关节软骨(关节软骨区)的区域差异。此外,软骨细胞顶端的胶原组织比基部的密度大[12]。胶原蛋白与蛋白多糖结合并交联,形成 ECM 的结构单元。

蛋白多糖遍布结缔组织,它们的负电荷有助于将水吸引到关节软骨,进一步强化基质。在关节软骨中,最普遍且体积最大的蛋白多糖是蛋白聚糖。蛋白多糖是与糖胺聚糖(GAG)形成共价连接的蛋白质,是氨基己糖和糖醛酸的长链重复二聚体。附着在蛋白聚糖连接蛋白上的主要 GAG 是硫酸软骨素和硫酸角蛋白。另一种对关节软骨功能和结构非常重要的 GAG 是透明质酸(HA)。HA 分子量非常大,不与蛋白质形成共价连接,因此它不是蛋白多糖的组成成分。但 HA 通过蛋白多糖连接蛋白与蛋白多糖形成非共价复合物,发挥重要作用。例如,HA 和蛋白多糖(如蛋白聚糖)形成广泛的蛋白多糖–HA 聚合体。这些聚合体通过它们的侧链与 II 型胶原纤维表面结合,将 ECM 的所有成分连接起来,形成关节软骨的强大主干。

软骨细胞

软骨细胞是软骨的活性细胞,存在于软骨陷窝中。这些球形细胞仅占关节软骨体积的 5%[13]。软骨细胞彼此之间形成簇,称为同源细胞群,细胞的新陈代谢对 ECM 的保存至关重要。由于软骨的缺氧性质,大部分新陈代谢是厌氧的[2]。软骨母细胞起源于间充质干细胞,形成并分泌 ECM 的胶原蛋白和蛋白多糖。一旦软骨母细胞完全被它们分泌的基质吞没,则被称为软骨细胞。周围的 ECM 保护软骨细胞不受施加在关节上的力和摩擦的影响。生长因子和细胞因子在软骨形成过程中起着重要的调控作用,引导间充质干细胞向成熟软骨细胞分化。软骨形成的基本生长因子包括胰岛素样生长因子 1(IGF-1)、成纤维细胞生长因子(FGF)家族和转化生长因子-β(TGF-β)超家族,其中包括骨形态发生蛋白(BMP)[14]。软骨的这种形成方式称为外加生长,发生在关节软骨顶端的浅层区。施加在关节软骨的负荷允许软骨细胞成熟、分化和增殖[15]。

当骨软骨单位发生缺损时,软骨母细胞迁移到软骨损伤部位,即软骨细胞受损区。然后,损伤部位的软骨细胞可以分裂形成软骨母细胞,这些软骨母细胞将分泌 ECM 修复受损的软骨。最终,这些软骨母细胞将成为软骨细胞。然而,软骨细胞和软骨母细胞的复制或再生能力极其有限。成人软骨细胞有丝分裂的比率是发育期间骨骺生长板的 1/20,导致关节软骨的愈合能力较低[16]。由于关节软骨无神经和淋巴管,针对软骨细胞的免疫反应是有限的。此外,关节软骨的 ECM 也可阻止宿主细胞对主要组织相容性复合体(MHC)Ⅰ抗原的识别[17]。

区域

关节软骨在解剖学和功能上可分为四个不同的区域：浅层、过渡层、深层和钙化软骨层(CCL)。这些区域共同发挥作用,以提高关节软骨的功能。

浅层,也被称为切向纤维层,是软骨的最外层,与关节滑液直接接触。这一区域还可进一步划分为光亮层(软骨最浅层)和细胞层。为了保持整个关节的完整性,光亮层的存在是有必要的,因为它提供了允许关节活动的无摩擦表面。与基底层的软骨细胞相比,浅层的软骨细胞更扁平,细胞密度更大[8]。浅层的胶原蛋白和水分含量最高,它们占软骨厚度的 10%~20%,而且该区域的胶原纤维高度组织化[18]。这些纤维平行于关节表面排列,以抵抗关节表面之间因运动摩擦所产生的剪切力[9]。

紧靠浅层下方的是过渡层或中间层。在这一层,胶原纤维要厚得多,并且是倾斜排列的[9]。顾名思义,过渡层是浅层和深层之间的过渡层。过渡层软骨细胞较浅层不明显,细胞多呈球形[8]。过渡层约占软骨厚度的 50%,本质上负责抵抗压缩力。过渡层的蛋白多糖含量高于浅层,而胶原含量低于浅层。如上所述,过渡层含水量小于浅层,大于深层。

过渡层的底部是深层,也被称为放射纤维层。在深层,胶原纤维垂直于表面组织,以最大限度地抵抗施加在关节上的压缩力。软骨细胞呈柱状排列,平行于胶原纤维,垂直于潮线。这一层软骨细胞较少,形状更细长。深层约占软骨厚度的 35%。深层含水量最低,约占 65%。深层区蛋白多糖含量最高,胶原纤维直径最大。

CCL 是一 20~250μm 的薄层,位于软骨下骨正上方和深层下方[19]。CCL 将软骨区锚定在软骨下骨上方,并过渡缓冲来补偿软骨和软骨下骨之间僵硬的不连续性[20,21]。CCL 的厚度和中等刚度通过降低关节软骨和软骨下骨之间的应力集中来转移载荷。CCL 有血管存在,这一层的细胞密度极低,因此,存在微量的新陈代谢[7]。这里存在一个潮线标志,将 CCL 与深层分隔开来。潮线的作用是抑制血管穿透上述区域[22]。大多数组织学染色,包括苏木精–伊红,都能清楚地看到这一潮线标志。

软骨下骨

软骨下骨不是关节软骨的组成部分,但它们共同构成了骨软骨单位。因此,软骨下骨对关节软骨的功能和 OA 的发病机制起着极其重要的作用[23]。当软骨发生严重损伤时,如国际软骨修复协会(ICRS)4 度损伤,软骨下骨也受到影响,但在关节软骨的基础研究综述中仍然习惯性地将其忽视。此外,一些影响整个骨软骨单位的疾病,如剥脱性骨软骨炎(OCD)和自发性骨坏死,均起源于软骨下骨并进展到关节软骨[24]。因此,要充分了解关节软骨和整个骨软骨单位的结构,必须了解软骨下骨。

软骨下骨与 CCL 之间由黏合线隔开,并可进一步分为软骨下骨板和软骨下松质骨。

软骨下骨板是一薄薄的骨层,将 CCL 与软骨下松质骨的骨髓腔分开。软骨下骨板由皮质骨组成,无孔且坚固[25]。

软骨下骨的松质骨作为长骨的又一减震器,起到保持关节形状的作用。松质骨的新陈代谢高于软骨下骨板。此外,松质骨中有骨髓存在。

同时,骨髓中含有具有发育成软骨潜能的间充质干细胞(MSC)[26]。

血管从松质骨的骨髓层到达 CCL。如前所述,潮线抑制了血管继续向顶层区域的穿透[22]。但顶区扩散可以使无法从滑液中获取营养的无血管软骨层获得营养。此外,松质骨则负责软骨下骨板的营养[27]。虽然关节软骨的免疫反应受到限制,但软骨下骨不受限制。软骨下骨可表达 MHC 抗原[17]。

年龄

随着年龄的增长,关节软骨结构会发生一系列变化。OA 的发病率随着年龄的增长呈指数增长,但正常衰老的症状并不等同于 OA 的症状。究竟是什么促使关节软骨的改变,目前还不完全清楚。随着年龄的增长,软骨细胞数目基本保持不变。然而,据报道,更浅层的软骨细胞会丢失,而更靠近软骨下骨的软骨细胞数目则上升。此外,还有报道称,CCL 随着年龄的增长而变薄,ECM 通常会丢失一部分水分,因此,其固有的刚度会增加[19]。考虑到这些变化,整个骨软骨单位更容易受到损伤,随着关节负荷能力降低,发生 OA 的可能性也将增加。

软骨损伤

随着时间的推移,越来越明确的是,软骨损伤必须从整个骨软骨单位的角度来评估,而不仅仅是关节软骨[24]。由于关节软骨很难再生,所以关节软骨的损伤给临床医师带来了巨大挑战。然而,对于年轻的活动量大的患者来说,修复缺损可以减轻疼痛、改善功能、提高活动和运动水平。此外,这样做还可以防止 OA 的早期发病,避免严重的残疾。

软骨损伤的治疗计划主要取决于缺损大小和病变程度,但也取决于医师的经验。

ICRS 透明软骨损伤分类系统是划分软骨损伤严重程度的国际标准[28,29]。当关节软骨表面正常时,为 ICRS 0 度损伤。1 度损伤接近正常,但关节软骨表面可能有轻度压痕,软骨可能有表层裂缝。ICRS 2 度损伤是异常的,损伤常不到软骨深度的 50%,进入中层。3 度损伤延伸至软骨深度的 50% 以上,可深入钙化层或软骨下骨(但不穿过软骨下骨)。3 度损伤可出现水疱,4 度损伤穿过软骨下骨的病变。3 度和 4 度损伤的区别在于 4 度损伤横穿软骨下骨[28,29]。图 1.2 为示意图,图 1.3 为软骨病变的相应关节镜图像,有助于进一步明确软骨病变的 ICRS 分级。

影像学检查

磁共振成像(MRI)是一种有效的非侵入性检查方法,用于评估和诊断软骨病变。在 MRI 图像上,人们可以看到软组织和软骨下骨的健康状况[7]。MRI 的 2D 标准自旋回波(SE)序列、2D 梯度回波(GRE)序列、2D 快速 SE 序列、3D SE 序列和 3D GRE 序列可用来评估患者软骨病变的位置、深度和长度[31]。ICRS 建议使用快速 SE 序列成像评估软骨修复情况[30]。新的 3D 快速 SE 序列尚未取代金标准 2D 快速 SE 序列或与 3D GRE 方法相结合的 2D 快速 SE 序列[31]。使用这些技术,临床医师可以清楚地看到关节形态并评估 OA 的进展。同时,对更深层次病变(3 级和 4 级)的识别和评估可能比易被遗漏的 1 级和 2 级病变更精确。但是,MRI 对中间缺损区域的评估往往不足。平均而言,实际缺损比 MRI 测量的大 65%[32]。而大多数治疗取决于软骨缺损的大小,因此,这对临床医师的治疗选择有不利影响[32]。

胶原蛋白的排列方式和 GAG 含量可以通过使用特定的 MRI 方案来确定。正常的胶原蛋白和蛋白多糖组织在整个区域都是已知的。因此,临床医师可以对患者的健康做出有意义的评估。当软骨退化时,GAG 的变化是可以最先检测到的表现之一[33]。为了评估蛋白多糖含量和胶原的组织排列方式,临床医师可以使用多种方法,如 T2mapping、软骨延迟钆增强 MRI、T1ρ 成像和钠成像[7,31]。T1ρ 已被证明是评估 GAG 和蛋白多糖含量变化的最佳方法,尽管钠成像和软骨延迟钆增强 MRI 也可能有效[33-35]。关节软骨的 T2 成像可以检测胶原含量的变化,

ICRS 0 度–正常

ICRS 1 度–接近正常
表层损伤,轻度压痕(A),表层裂缝(B)

ICRS 2 度–异常
损伤不到软骨深度的 50%

ICRS 3 度–严重异常
损伤达软骨深度的 50%以上(A)并向下延伸至钙化层(B)
下至软骨下骨,但不穿过软骨下骨(C),有水疱(D)

ICRS 4 度–严重异常

图 1.2　ICRS 关节软骨损伤分级系统。(Image kindly provided and reprinted with permission by the International Cartilage Repair Society)

因为 T2 相代表了水分子和周围大分子之间发生的相互作用。相互作用增强将导致 T2 水平降低。另一项研究报道显示,ICRS 1 度软骨损伤的 T1ρ 和 T2 值均明显高于 0 度(正常)[33]。

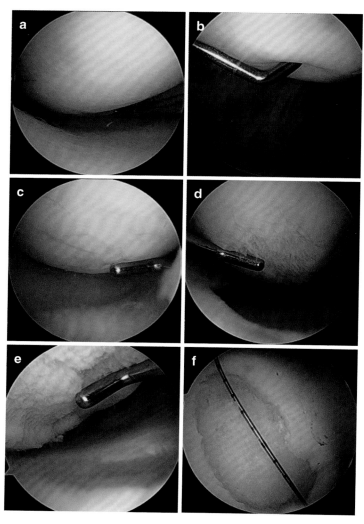

图 1.3　ICRS 关节软骨损伤分级系统的典型关节镜图像。(a)0 度,(b)1A 度,(c)1B 度,(d)2 度,(e)3A 度,(f)3B 度。(待续)

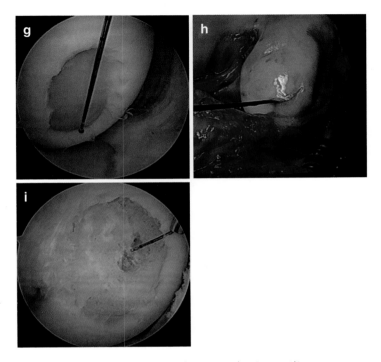

图 1.3(续)　(g)3C 度,(h)3D 度,(i)4AB 度。

也许随着技术的进一步发展和提高,更早的,也许是可逆的退化迹象将变得更加明显。MRI 伪影的减少、扫描时间的缩短、病灶大小的精准和灵敏度的提高将提升这一成像技术的有效性和实用性[36]。此外,继续和增加使用 MRI 技术,如 T1ρ,甚至可以在关节软骨表面出现缺损之前就发现关节软骨 ECM 的早期退行性变现象。

宏观和微观评估

对于关节组织的宏观评估, 用印度墨水染色法可以使病理学家测量软骨损伤的深度。印度墨水附着在裂开的软骨上,与周围的正常软骨(即未被印度墨水染色的软骨)相比很容易被看到[37]。

为了对关节软骨/骨进行显微镜评估，将组织切成约 3mm 厚的切片，并将其固定在 10% 的中性缓冲甲醛溶液中（固定剂和标本比例为10:1）。一旦切片被适时固定（24~72h，取决于组织大小和骨密度），骨样本就会脱钙。一种对组织温和并能保持细胞细节的常用溶液是含有10% 乙二胺四乙酸（EDTA）的磷酸盐缓冲盐水（pH 值=7.2~7.4）。将骨样本保存在 10% EDTA 溶液中，直到软化（根据组织大小、厚度和骨密度的不同为 2~6 周，溶液每周更换 3 次），然后包埋在石蜡中。为了加快脱钙进程，可以每天更换脱钙液。一旦组织被加工，就有多种组织化学染色可用于观察健康和退化的关节软骨。每种方法都有特定的目的，各有优势。组织学中使用最广泛的染色是苏木精–伊红（H&E）染色。苏木精是一种能将组织染成紫色/蓝色的碱性染料。苏木精附于组织中带负电的元素（嗜碱性），如软骨细胞的 DNA。伊红是一种能将组织染成粉红色的酸性染料。伊红附着在组织中带正电的元素（嗜酸性）上，如胶原蛋白。H&E 染色显示关节软骨细胞核嗜碱性和 ECM 嗜酸性。ECM 中蛋白多糖含量高的区域由于高度硫酸化并带有大量负电荷而染色变蓝[37]。ECM 中胶原纤维的方向不同使得染色的软骨细胞的视觉方向也不同，从而可以辨别出各个软骨区。通过使用 H&E 染色，可以通过将表面、软骨区域和染色强度与基线进行比较，来确定组织的健康状况（图 1.4）。

另一种显示软骨的方法是使用番红 O 或甲苯胺蓝染色。番红 O 和甲苯胺蓝染色可使蛋白聚糖和 GAG 着色。当使用这种方法时，组织学家可以将染色的正常关节软骨与患病关节软骨进行比较。结果发现，与对照组相比，患病的关节软骨蛋白聚糖和 GAG 的染色减少（图 1.4）

使用天狼星红染色可以很容易地看到胶原的含量和组织排列。天狼星红染色采用偏振光学显微镜。使用偏振光学显微镜，所显示的颜色和光可反映胶原蛋白的组织、排列、大小和浓度（图 1.4）。因此，通过将软骨切片与正常关节软骨切片进行比较，可以看出被破坏的胶原蛋白排列方式。

通过荧光显微镜评估关节软骨存活的软骨细胞密度（VCD），可以进一步阐明骨软骨单位的健康状况。值得临床关注的是，同种异体骨软

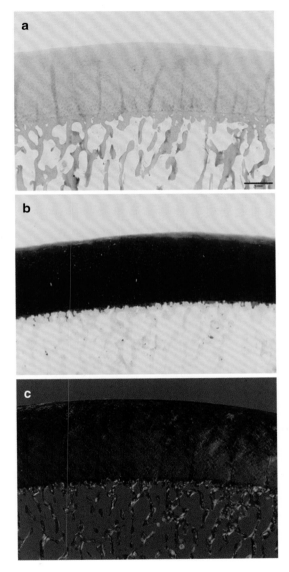

图 1.4　人股骨髁组织学显微照片(2×)。(a)苏木精–伊红,(b)甲苯胺蓝,(c)天狼星红染色(偏光)。(待续)

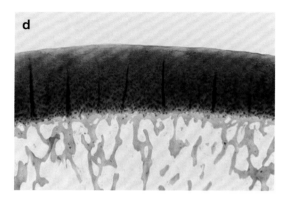

图 1.4(续)   (d)藏红花 O;刻度条,1mm。

骨移植(OCA)等手术治疗的长期成功率在很大程度上取决于植入时 OCA 软骨细胞的活性[38,39]。为了评估软骨细胞的活性,可以用两种染色剂分别对用于研究软骨组织的活细胞和死亡细胞进行荧光染色,然后用荧光显微镜进行成像。当使用荧光显微镜测定 VCD 时,配制的染色剂内需有活细胞染色剂钙黄绿素乙酰氧基甲基(钙黄绿素 AM)、磷酸盐缓冲液(PBS)和死细胞染色剂 SYTOX Blue(Life Technologies)或乙醚二聚体(ETH)。通常活细胞的细胞膜完整且具有选择透过性,能够被钙黄绿素 AM 染色。而死细胞的细胞膜很脆弱且通透性增高,可被死细胞染色剂染色。利用这些技术,活细胞染绿,死细胞染红。然后用荧光显微镜拍摄骨软骨单位的照片,便可以看到软骨细胞的相对活性,如图 1.5 所示。VCD 是通过将有活性的绿色细胞的数量除以所观察的软骨面积而得到的。与健康关节软骨相比,OA 软骨和受损软骨的 VCD 水平显著降低。这一应用在实验室评估关节软骨方面具有重要价值,特别是在改进用于移植的 OCA 存储方案方面[40]。

总结

关节软骨由透明软骨组成,在滑膜关节的骨骺处起着特殊的结缔

图 1.5　人股骨髁关节软骨组织代表(4×)荧光软骨细胞活性图像。

组织(骨软骨单位)作用。关节软骨的作用是减少活动关节之间的摩擦,起到减震的作用。关节软骨破坏是骨科最常见的疾病之一。了解关节软骨的正常功能和结构,对于了解关节软骨的病变状态至关重要。

(耿宗洁 译　王岩 校)

参考文献

1. Curl WW, Krome J, Gordon ES, Rushing J, Smith BP, Poehling GG. Cartilage injuries: a review of 31,516 knee arthroscopies. Arthroscopy. 1997;13:456–60.
2. Alford JW, Cole BJ. Cartilage restoration, part 1: basic science, historical perspective, patient evaluation, and treatment options. Am J Sports Med. 2005;33(2):295–306.
3. Loeser RF. Age-related changes in the musculoskeletal system and the development of osteoarthritis. Clin Geriatr Med. 2010;26(3):371–86.
4. Jeffries MA, Donica M, Baker LW, Stevenson ME, Annan AC, Humphrey MB. Genome-wide DNA methylation study identifies significant epigenomic changes in osteoarthritic cartilage. Arthritis Rheumatol. 2014;66(10):2804–15.
5. Pop T, Szczygielska D, Drubicki M. Epidemiology and cost of conservative treatment of patients with degenerative joint dis-

ease of the knee and hip. Ortopedia Traumatologia Rehabilitacja. 2007;9(4):405–12.

6. Felson DT, Lawrence RC, Dieppe PA, Hirsch R, Helmick CG, Jordan JM, Kington RS, Lane NE, Nevitt MC, Zhang Y, Sowers M, McAlindon T, Spector TD, Poole AR, Yanovski SZ, Ateshian G, Sharma L, Buckwalter JA, Brandt KD, Fries JF. Osteoarthritis: new insights. Part 1: the disease and its risk factors. Ann Internal Med. 2000;133(8):635–46.

7. Sophia Fox AJ, Bedi A, Rodeo SA. The basic science of articular cartilage: structure, composition, and function. Sports Health. 2009;1(6):461–8.

8. Youn I, Choi JB, Cao L, Setton LA, Guilak F. Zonal varia-tions in the three-dimensional morphology of the chondron measured in situ using confocal microscopy. Osteoarthr Cartil. 2006;14:889–97.

9. Cohen NP, Foster RJ, Mow VC. Composition and dynamics of articular cartilage: structure, function, and maintaining healthy state. J Orthop Sports Phys Ther. 1998;28(4):203–15.

10. Shoulders MD, Raines RT. Collagen structure and stability. Annu Rev Biochem. 2009;78:929–58.

11. Luo Y, Sinkeviciute D, He Y, Karsdal M, Henrotin Y, Mobasheri A, Önnerfjord P, Bay-Jensen A. The minor collagens in articu-lar cartilage. Protein Cell. 2017;8:560. https://doi.org/10.1007/s13238-017-0377-7.

12. Wilson W, Driessen NJB, van Donkelaar CC, Ito K. Mechanical regulation of the chondron collagen fiber network structure. Trans Orthop Res Soc. 2006;31:1520.

13. Bhosale AM, Richardson JB. Articular cartilage: structure, inju-ries and review of management. Br Med Bull. 2008;87(1):77–95.

14. Danišovič L, Varga I, Polák S. Growth factors and chondro-genic differentiation of mesenchymal stem cells. Tissue Cell. 2012;44(2):69–73.

15. Brady MA, Waldman SD, Ethier CR. The application of multiple biophysical cues to engineer functional neocartilage for treat-ment of osteoarthritis. Part II: signal transduction. Tissue Eng Part B Rev. 2015;21(1):20–33.

16. Mankin HJ. Mitosis in articular cartilage of immature rabbits. Clin Orthop Relat Res. 1964;34:170–83.

17. Lattermann C, Romine SE. Osteochondral allografts: state of the art. Clin Sports Med. 2009;28(2):285–301.

18. Pearle AD, Warren RF, Rodeo SA. Basic science of articular cartilage and osteoarthritis. Clin Sports Med. 2005;24(1):1–12.

19. Hoemann CD, Lafantaiseie-Favreau CH, Lascau-Coman V, Chen G, Guzmán-Morales J. The cartilage-bone interface. J

Knee Surg. 2012;25(2):85–97.

20. Norrdin RW, Kawcak CE, Capwell BA, McIlwraith CW. Calcified cartilage morphometry and its relation to subchondral bone remodeling in equine arthrosis. Bone. 1999;24(2):109–14.

21. Hwang J, Kyubwa EM, Bae WC, Bugbee WD, Masuda K, Sah RL. *In vitro* calcification of immature bovine articular cartilage: formation of a functional zone of calcified cartilage. Cartilage. 2010;1(4):287–97.

22. Langworthy MJ, Nelson FRT, Coutts RD. Basic science. In: Cole BJ, Malek MM, editors. Articular cartilage lesions: a practical guide to assessment and treatment. New York: Springer; 2004. p. 3–12.

23. Finnilä MA, Thevenot J, Aho OM, Tiitu V, Rautiainen J, S1 K, Nieminen MT, Pritzker K, Valkealahti M, Lehenkari P, Saarakkala S. Association between subchondral bone structure and osteoarthritis histopathological grade. J Orthop Res. 2016; https://doi.org/10.1002/jor.23312.

24. Gomoll AH, Farr J. The osteochondral unit. In: Farr J, Gomoll AH, editors. Cartilage restoration: practical clinical applications. New York: Springer; 2014. p. 9–16.

25. Li G, Yin J, Gao J, Cheng TS, Pavlos NJ, Zhang C, Zheng MH. Subchondral bone in osteoarthritis: insight into risk factors and microstructural changes. Arthritis Res Ther. 2013;15(6):223.

26. Wang Y, Yuan M, Guo Q, Lu S, Peng J. Mesenchymal stem cells for treating articular cartilage defects and osteoarthritis. Cell Transplant. 2015;24:1661–78.

27. Kawcak CE, McIlwraith CW, Norrdin RW, Park RD, James SP. The role of subchondral bone in joint disease: a review. Equine Vet J. 2001;33(2):120–6.

28. van der Meijden OA, Gaskill TR, Millett PJ. Glenohumeral joint preservation: a review of management options for young, active patients with osteoarthritis. Arthroscopy. 2010;26(5):685–96.

29. Brittberg M, Winalski CS. Evaluation of cartilage injuries and repair. J Bone Joint Surg Am. 2003;85-A Suppl 2:58–69.

30. Bobic V. ICRS articular cartilage imaging committee. ICRS MR imaging protocol for knee articular cartilage. Zollikon: International Cartilage Repair Society; 2000.

31. Crema MD, Roemer FW, Marra MD, Burstein D, Gold GE, Eckstein F, Baum T, Mosher TJ, Carrino JA, Guermazi A. Articular cartilage in the knee: current MR imaging techniques and applications in clinical practice and research. Radiographics. 2011;31(1):37–61.

32. Gomoll AH, Yoshioka H, Watanabe A, Dunn JC, Minas T. Preoperative measurement of cartilage defects by MRI under-

estimates lesion size. Cartilage. 2011;2(4):389–93.

33. Nishioka H, Hirose J, Nakamura E, Okamoto N, Karasugi T, Taniwaki T, Okada T, Yamashita Y, Mizuta H. Detecting ICRS grade 1 cartilage lesions in anterior cruciate ligament injury using T1ρ and T2 mapping. Eur J Radiol. 2013;82(9):1499–505.

34. Duvvuri U, Reddy R, Patel SD, Kaufman JH, Kneeland JB, Leigh JS. T1rho-relaxation in articular cartilage: effects of enzymatic degradation. Magn Reson Med. 1997;38(6):863–7.

35. Akella SV, Regatte RR, Gougoutas AJ, Borthakur A, Shapiro EM, Kneeland JB, Leigh JS, Reddy R. Proteoglycan-induced changes in T1rho-relaxation of articular cartilage at 4T. Magn Reson Med. 2001;46(3):419–23.

36. Braun HJ, Gold GE. Advanced MRI of articular cartilage. Imaging Med. 2011;3(5):541–55.

37. Schmitz N, Laverty S, Kraus VB, Aigner T. Basic methods in histopathology of joint tissues. Osteoarthr Cartil. 2010;18:113–6.

38. Allen RT, Robertson CM, Pennock AT, Bugbee WD, Harwood FL, Wong VW, Chen AC, Sah RL, Amiel D. Analysis of stored osteochondral allografts at the time of surgical implantation. Am J Sports Med. 2005;33(10):1479–84.

39. Gross AE, Kim W, Las Heras F, Backstein D, Safir O, Pritzker KP. Fresh osteochondral allografts for posttraumatic knee defects: long-term follow-up. Clin Orthop Relat Res. 2008;466(8):1863–70.

40. Cook JL, Stoker AM, Stannard JP, Kuroki K, Cook CR, Pfeiffer FM, Bozynski C, Hung CT. A novel system improves preservation of osteochondral allografts. Clin Orthop Relat Res. 2014;472(11):3404–14.

第 2 章

半月板：生物力学和生物学

Michael B. Ellman, Jorge Chahla

引言

　　在美国，接受膝关节镜检查的患者中最常见的诊断就是半月板撕裂[1,2]。临床上，半月板缺损或撕裂可进展为早期关节退变和OA[1,2]，这表明半月板在保护膝关节软骨上有重要作用。半月板通过增加关节的一致性，从而增加接触面积、减少点负荷，优化了负荷在膝关节的传递。半月板在膝关节中起减震作用，由于半月板组织比关节软骨更有弹性，能吸收冲击负荷引起的应力[3]。半月板还有助于稳定膝关节[1]，因为内侧半月板和外侧半月板可分别作为前后平移和旋转运动的二级稳定器。

　　早期半月板撕裂的治疗主要是将损伤组织切除，但最近发现半月板部分或全部切除后其长期效果不佳，目前临床上尽可能采取半月板修复治疗。半月板修复比半月板切除术有更高的再手术风险。但据报

M. B. Ellman (✉)
Panorama Orthopedics & Spine Center, Golden, CO, USA

J. Chahla
Department of Orthopedic Surgery, Rush University Medical
Center, Chicago, IL, USA

道，半月板修复可以改善患者的术后长期效果，提高活动水平，减缓OA 的进展[4-6]。因此，了解并保持半月板的完整性对于保持膝关节的长期健康至关重要。

　　本章的目的是：①描述半月板的解剖，重点是相关附着物的解剖；②半月板的微观结构和生物学功能；③半月板的生物力学特性及其在半月板损伤后的临床意义。

解剖

　　内侧半月板是位于股骨内侧髁和胫骨内侧髁之间的纤维软骨半月板（图 2.1）。其覆盖胫骨内侧髁高达 60% 的关节面，平均宽度为 9~10mm，平均厚度为 3~5mm[7]。内侧半月板与周围结构（内侧副韧带、后内侧囊）有很强的附着性，因此活动能力比外侧半月板小。

　　外侧半月板更圆，覆盖的关节面比内侧半月板大（高达 70%）（图2.1）。外侧半月板平均宽度为 10~12mm，平均厚度为 4~5mm。半月板本

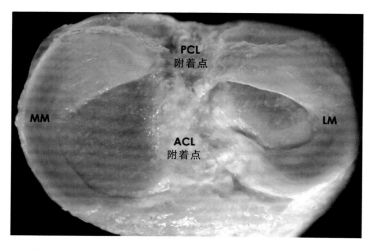

图 2.1　尸体右膝轴位显示内侧半月板（MM）和外侧半月板（LM）与 ACL 和 PCL 附着点的关系。内侧半月板呈半月形，外侧半月板较圆，覆盖关节面较大。

身在腘肌腱的外侧凹槽,将半月板与腓侧副韧带(FCL)分开。

在半月板上有几个可能起到稳定半月板作用的附属附着物。横韧带在前方连接内侧半月板和外侧半月板。冠状韧带在后方将半月板连接到关节囊上,且内侧比外侧更坚固。这也解释内侧半月板与外侧半月板相比硬度增加的原因。最后,半月板股骨韧带起始于外侧半月板的后角(图 2.2),它由两个不同的韧带组成,Humphrey 韧带位于后交叉韧带(PCL)前面(图 2.2a),Wrisberg 韧带位于 PCL 后面(图 2.2)。这些结构有助于稳定外侧半月板的后角。

半月板通过其牢固的根部附着物固定在骨的前部和后部。保持半月板根部完整的临床重要性已在文献中有所报道。在一项生物力学研究中,Allaire 等报道内侧半月板后根部(PMMR)撕裂后内侧腔室压力显著增加 25%[8]。其他几项研究已经证实了这些发现[9,10],因为根部完全撕裂的生物力学模拟了半月板切除的膝关节,从而增加了(通常是快速的)OA 的进展风险。彻底了解每个附着点的精确解剖位置和面积,对外科医师成功解剖并修复半月板至关重要。

文献中也描述了四个半月板根部的结构特性[11],每个根部包含坚固的中央纤维以及外围的补充纤维, 这些纤维可以增加每个根部的附着面积、强度和刚度(表 2.1)。解剖学上,胫骨内侧隆起(MTE)尖端是识别 PMMR 附着点的最可靠骨性标志 (图 2.3a)。PMMR 的中心在 MTE后方约 10mm,侧方约 1mm[12]。近端的 PCL 胫骨附着纤维(位于 PMMR中心外侧 8mm)和胫骨平台内侧关节软骨拐点(位于根部外侧 4mm)是识别根部附着的另外两个可靠的标志物(图 2.3a)。

外侧半月板后根部(PLMR)附着点也可以使用胫骨外侧隆起(LTE)的顶点来识别,这也是可靠的骨性标志(图 2.3b)。PLMR 的中心始终位于 LTE 的内侧 4mm 和后方 1.5mm 处。Johannsen 等[12]认为,PLMR 的中心位于胫骨平台外侧关节软骨边缘内侧 4mm,PCL 胫骨附着点最近端边缘前方 13mm(图 2.3b)。这些发现有助于外科医师在半月板根部修复过程中确定正确的解剖位置。

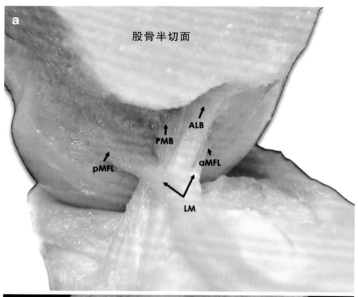

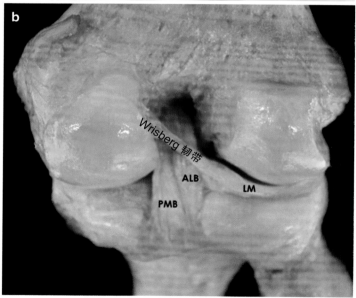

表 2.1 有或无根部附属纤维的半月板根部结构特性

半月板根部	固有根部	根部切片
附着面积(mm²)		
AM	101.7(82.4~120.9)	57.0(49.4~64.5)
PM	68.0(59.1~76.9)	41.6(35.3~47.8)
AL	99.5(83.1~116.0)	N/A
PL	83.1(63.6~102.7)	57.7(47.3~68.0)
强度(N)		
AM	655.5(487.2~823.8)	469.1(240.7~697.4)
PM	513.8(388.4~639.1)	267.9(206.6~329.2)
AL	652.8(528.2~777.3)	608.4(434.2~782.6)
PL	509.0(392.0~625.9)	419.4(288.9~549.8)
刚度(N/mm)		
AM	124.9(101.4~148.3)	103.7(75.4~132.0)
PM	122.7(95.1~150.3)	80.7(71.1~90.2)
AL	151.1(123.9~178.4)	136.8(108.4~165.2)
PL	128.7(104.1~153.3)	117.2(89.8~144.7)

内侧半月板前根部具有最大的固有面积和最大的抗破坏强度。

AL,前外侧;AM,前内侧;PL,后外侧;PM,内侧半月板后根部;数据报告为平均值(95%置信区间)。

微观结构/生物学

了解半月板的微观结构有助于解释其复杂的生物力学特性和功能。半月板主要由水(高达 75%)、胶原蛋白(20%~25%,90% I 型)和少

图 2.2 (a)尸体右膝的矢状位半切面,显示了外侧半月板(LM)后角的半月板股前韧带(aMFL,又名 Humphrey 韧带)和半月板股后韧带(pMFL,又名 Wrisberg 韧带)的解剖结构。前外侧束(ALB)纤维和后内侧束(PMB)纤维之间存在明显的区别。(b)尸体右膝后视图显示 Wrisberg 韧带起源于 LM 后角,穿过 ALB 和 PMB,附着于股骨髁内侧后外方。

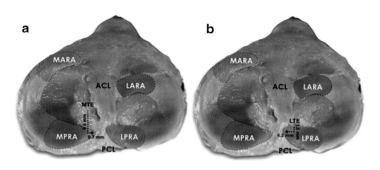

图 2.3　尸体图像(上轴位)显示(a)右膝内侧半月板后根部附着点和(b)外侧半月板后根部附着点的解剖标志。MTE,胫骨内侧隆起;LTE,胫骨外侧隆起;MARA,内侧半月板前根部附着点;LARA,外侧半月板前根部附着点;MPRA,内侧半月板后根部附着点;LPRA,外侧半月板后根部附着点。

数其他成分构成,包括蛋白多糖、基质糖蛋白和弹性蛋白[13-17]。

　　每个半月板由三层组成(图 2.4)。最外层与关节表面直接接触,由随机排列的胶原纤维与蛋白多糖的润滑层混合组成,从而使接触面的摩擦减少到最低[18,19]。中间层由一层径向(向外)延伸的胶原纤维组成,其内部纤维以不同的角度相交,形成一个网格,为组织提供刚性[19]。内层则由大的环状纤维组成,大部分位于半月板的内、外周,因为中间部分承受更均匀的压应力和最小的径向应力(图 2.4)[20,21]。当轴向加载时,这些环状纤维则需承受巨大的拉伸或"环状"应力[20,22-25]。

生物力学特性

　　几个独特的生物力学原理促成了半月板的复杂功能。其中包括黏弹性、渗透性、蠕变、应力松弛、极限拉伸负荷和剪切刚度,每个原理在半月板对压缩、拉伸和剪切应力的生物力学中都起着至关重要的作用(图 2.5)。

　　● **黏弹性**:由于上面描述的独特的三层解剖结构,半月板的属性在施加载荷的整个过程中都会发生变化,即它们同时表现出黏性和弹

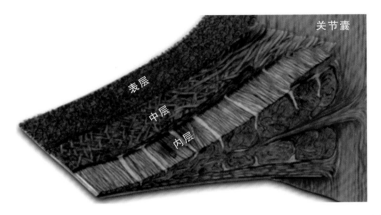

图 2.4 半月板不同层面的示意图。表层含有随机排列的纤维,中间层含有内部互连成网络的径向纤维,内层含有与径向连接纤维交织的大的环状纤维。

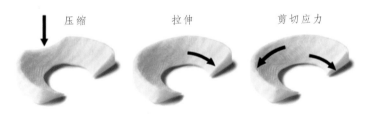

图 2.5 对半月板组织施加负荷的图示,包括压缩、拉伸和剪切应力。

性属性。这种转变以一种与时间相关的方式发生,从弹性阶段开始,在加载过程中转移到黏性阶段。弹性相是由半月板的胶原蛋白多糖结构所致。相反,黏性相取决于半月板的渗透性和含水量[20,26,27]。当压缩载荷施加到半月板上时,弹性阶段开始,半月板表现出弹性响应并压缩半月板。同时,流体被缓慢挤压,以适应压缩载荷而不会过度变形,接着开始黏性相[28,29]。在压缩状态下,半月板的渗透率决定了流体的挤出速率。半月板的渗透性比关节软骨低得多,允许缓慢的挤压,并有助于在轴向载荷期间保持半月板的形状和完整性[27,28,30]。因此,半月板在步态过程中通过抵抗液体流失[17,31,32]来保持它们的承重能力,这抑制了压缩,并有助于保持半月板的形状。

● **对压缩的响应**：蠕变和应力松弛是黏弹性行为的两个相关特征[28]。在施加初始载荷并将液体从半月板挤出后，压缩载荷被抵抗，这就是所谓的"蠕变"[20,28]。这会导致压缩率随着时间的推移而减小。当半月板被压缩和固定时，组织松弛，保持给定压缩所需的负荷减少，这就是所谓的"应力松弛"。此外，当压缩负荷施加到半月板上时，轴向负荷将"环状应力"重新分布到半月板的环向纤维，并延伸到它们在胫骨和股骨上的附着物[20,23-25]。当股骨向下压缩时，半月板由于其楔形外形而向外周挤压，产生径向切向力[33]。如上文所述，半月板前、后根部的附着体可防止半月板向外周挤压。当临床上发生半月板根部撕裂时，这些力量是无法对抗的，导致功能性半月板切除状态，各个腔室的收缩应力显著增加[8]，从而增加了进展为 OA 的风险。

● **对张力的反应**：当半月板受到拉力（拉伸力）时，由于胶原纤维松弛，伸长发生得相对较快[34]。在初始阶段，伸长率与施加的载荷之间呈线性关系，随后随着纤维开始失效和撕裂，伸长率急剧下降[35]。半月板在破坏前所能保持的最大拉伸负荷被称为极限拉伸负荷。其拉伸特性可根据半月板的位置而发生改变。

● **对剪切的反应**：剪切刚度被定义为半月板抵抗其形状变化的能力。在这一点上，与关节软骨和骨相比，半月板具有较低的剪切刚度，从而允许半月板在整个运动过程中保持胫骨和股骨之间的最佳一致性，确保均匀的负荷分配[20]。

活体生物力学

半月板在膝关节运动过程中的同步运动保持了关节表面上的最大一致性，从而降低了关节内的接触应力，并优化了关节内的一致性和稳定性[36]。例如，外侧半月板的移动度是内侧半月板的两倍[37]。与后角相比，前角的移动度更大。这一点至关重要，因为股骨髁关节形态与半月板屈曲和伸展过程中的变化，导致前角和后角在完全伸展时分开，而在屈曲时靠得更近[27]。前角允许运动来适应这一点，而后角则更安全和稳定，限制了过度运动[36]。在屈膝时，可传递约 85% 的负重负荷，此时角靠得更近，而伸膝时可传递 50% 的负重负荷，此时角离得更远[3]。此外，在胫骨内旋转期间，外侧半月板向后平移，而内侧半月板向前平移[38]。这些互利功能使半月板能够最大限度地扩大与关节面的接触面积，降低点应力，并避免随着时间的推移而发生软骨损伤[27]。

临床上，与内侧半月板缺损的患者相比，外侧半月板缺损患者的预后更差[1,2]。这可能是由于股骨外侧髁和胫骨外侧平台的关节面不那么协调，更加凸出，以及外侧半月板平移程度更大，这表明外侧半月板在维持外侧关节完整性方面起着至关重要的作用[24,37]。此外，外侧半月板吸收 70% 的负荷，而内侧半月板只吸收 50%[3]，再次阐明了外侧半月板重要的临床意义。

前面提到的每个半月板移动度的差异也有助于解释半月板在膝关节内可作为二级稳定器的作用。内侧半月板是限制胫骨前移位的重要二级稳定器[28,39,40]。这可以用内侧半月板的活动度较低来解释，因为与外侧半月板相比，内侧半月板的移动度较小，其平移范围约为 50%，因此在前后方向上更稳定。内侧半月板也被认为具有"楔形"效应，这是由负荷在加载过程中对后角进行压缩而造成的，可进一步防止前移[41]。当 ACL 受损时，在胫骨前部施加负荷后，与内侧半月板完好的患者相比，行内侧半月板切除术的患者的胫骨前移更加明显[41,42]。这些发现证实了内侧半月板作为膝关节前后平移的二级稳定器具有重要作用。

相反，由于外侧半月板的移动性和平移性较高，人们认为它在前后稳定方面的作用较小[41,43,44]，但已经发现它在前外侧旋转稳定方面发挥了更大的作用[45]。同时，外侧半月板也被认为在抑制轴向和旋转联合负荷方面起着重要的辅助作用[45]。

结论

半月板在膝关节中起着不可或缺的作用，具有多种软骨保护和稳定功能。彻底了解半月板的解剖学、生物学和生物力学对于了解内侧半月板和外侧半月板的复杂结构和功能至关重要。

（耿宗洁 译 张国强 校）

参考文献

1. Raber DA, Friederich NF, Hefti F. Discoid lateral meniscus in children. Long-term follow-up after total meniscectomy. J Bone Joint Surg Am. 1998;80:1579–86.

2. McNicholas MJ, Rowley DI, McGurty D, Adalberth T, Abdon P, Lindstrand A, Lohmander LS. Total meniscectomy in adolescence. A thirty-year follow-up. J Bone Joint Surg Br. 2000;82:217–21.

3. Messner K, Gao J. The menisci of the knee joint. Anatomical and functional characteristics, and a rationale for clinical treatment. J Anat. 1998;193(Pt 2):161–78.

4. Starke C, Kopf S, Petersen W, Becker R. Meniscal repair. Arthroscopy. 2009;25:1033–44.

5. Vaquero J, Forriol F. Meniscus tear surgery and meniscus replacement. Muscles Ligaments Tendons J. 2016;6:71–89.

6. Yoon KH, Park KH. Meniscal repair. Knee Surg Relat Res. 2014;26:68–76.

7. LaPrade RF, Arendt EA, Getgood A, Faucett SC. The menisci: a comprehensive review of their anatomy, biomechanical function and surgical treatment. Berlin/Heidelberg: Springer; 2017.

8. Allaire R, Muriuki M, Gilbertson L, Harner CD. Biomechanical consequences of a tear of the posterior root of the medial meniscus. Similar to total meniscectomy. J Bone Joint Surg Am. 2008;90:1922–31.

9. Bhatia S, Civitarese DM, Turnbull TL, LaPrade CM, Nitri M, Wijdicks CA, LaPrade RF. A novel repair method for radial tears of the medial meniscus: biomechanical comparison of Transtibial 2-tunnel and double horizontal mattress suture techniques under cyclic loading. Am J Sports Med. 2016;44:639–45.

10. LaPrade CM, Jansson KS, Dornan G, Smith SD, Wijdicks CA, LaPrade RF. Altered tibiofemoral contact mechanics due to lateral meniscus posterior horn root avulsions and radial tears can be restored with in situ pull-out suture repairs. J Bone Joint Surg Am. 2014;96:471–9.

11. Ellman MB, LaPrade CM, Smith SD, Rasmussen MT, Engebretsen L, Wijdicks CA, LaPrade RF. Structural properties of the meniscal roots. Am J Sports Med. 2014;42:1881–7.

12. Johannsen AM, Civitarese DM, Padalecki JR, Goldsmith MT, Wijdicks CA, LaPrade RF. Qualitative and quantitative anatomic analysis of the posterior root attachments of the medial and lateral menisci. Am J Sports Med. 2012;40:2342–7.

13. Wirth CJ. The meniscus—structure, morphology and function. Knee. 1994;1:171–2.

14. Tissakht M, Ahmed AM. Tensile stress-strain characteristics of the human meniscal material. J Biomech. 1995;28:411–22.

15. Djurasovic M, Aldridge JW, Grumbles R, Rosenwasser MP, Howell D, Ratcliffe A. Knee joint immobilization decreases aggrecan gene expression in the meniscus. Am J Sports Med. 1998; 26:460–6.

16. Fox AJ, Wanivenhaus F, Burge AJ, Warren RF, Rodeo SA. The human meniscus: a review of anatomy, function, injury, and advances in treatment. Clin Anat. 2015;28:269–87.

17. Sweigart MA, Zhu CF, Burt DM, DeHoll PD, Agrawal CM, Clanton TO, Athanasiou KA. Intraspecies and interspecies comparison of the compressive properties of the medial meniscus. Ann Biomed Eng. 2004;32:1569–79.

18. Schumacher BL, Schmidt TA, Voegtline MS, Chen AC, Sah RL. Proteoglycan 4 (PRG4) synthesis and immunolocalization in bovine meniscus. J Orthop Res. 2005;23:562–8.

19. Petersen W, Tillmann B. Collagenous fibril texture of the human knee joint menisci. Anat Embryol (Berl). 1998;197:317–24.

20. Andrews SJ, Adesida AB, Abusara Z, Shrive NG. Current concepts on structure-function relationships in the menisci. Connect Tissue Res. 2017;58:271–81.

21. Petersen W, Tillmann B. Funktionelle anatomie der menisken des kniegelenks kollagenfasertextur und biomechanik. Arthroskopie. 1998;11:133–5.

22. Zhu W, Chern KY, Mow VC. Anisotropic viscoelastic shear properties of bovine meniscus. Clin Orthop Relat Res. 1994;306:34–45.

23. Shrive NG, O'Connor JJ, Goodfellow JW. Load-bearing in the knee joint. Clin Orthop Relat Res. 1978;131:279–87.

24. Fairbank TJ. Knee joint changes after meniscectomy. J Bone Joint Surg Br. 1948;30B:664–70.

25. Bullough PG, Munuera L, Murphy J, Weinstein AM. The strength of the menisci of the knee as it relates to their fine structure. J Bone Joint Surg Br. 1970;52:564–7.

26. Fithian DC, Kelly MA, Mow VC. Material properties and struc-

ture-function relationships in the menisci. Clin Orthop Relat Res. 1990;252:19–31.

27. Proctor CS, Schmidt MB, Whipple RR, Kelly MA, Mow VC. Material properties of the normal medial bovine meniscus. J Orthop Res. 1989;7:771–82.

28. McDermott ID, Masouros SD, Amis AA. Biomechanics of the menisci of the knee. Curr Orthop. 2008;22:193–201.

29. Spilker RL, Donzelli PS, Mow VC. A transversely isotropic biphasic finite element model of the meniscus. J Biomech. 1992;25:1027–45.

30. Favenesi J, Shaffer J, Mow V. Biphasic mechanical properties of knee meniscus. Trans Orthop Res Soc. 1983;8:57.

31. Joshi MD, Suh JK, Marui T, Woo SL. Interspecies variation of compressive biomechanical properties of the meniscus. J Biomed Mater Res. 1995;29:823–8.

32. Hacker S, Woo S, Wayne J, Kwan M. Compressive properties of the human meniscus. Tran Annu Meet Orthop Res Soc. 1992:627.

33. Kummer B. 38. Anatomie und Biomechanik des Kniegelenksmeniscus. Langenbecks Arch Chir. 1987;372:241–6.

34. Viidik A. Functional properties of collagenous tissues. Int Rev Connect Tissue Res. 1973;6:127–215.

35. Butler DL, Grood ES, Noyes FR, Zernicke RF. Biomechanics of ligaments and tendons. Exerc Sport Sci Rev. 1978;6:125–81.

36. Vedi V, Williams A, Tennant SJ, Spouse E, Hunt DM, Gedroyc WM. Meniscal movement. An in-vivo study using dynamic MRI. J Bone Joint Surg Br. 1999;81:37–41.

37. Aagaard H, Verdonk R. Function of the normal meniscus and consequences of meniscal resection. Scand J Med Sci Sports. 1999;9:134–40.

38. Bylski-Austrow DI, Ciarelli MJ, Kayner DC, Matthews LS, Goldstein SA. Displacements of the menisci under joint load: an in vitro study in human knees. J Biomech. 1994;27:421425–3431.

39. Bargar WL, Moreland JR, Markolf KL, Shoemaker SC, Amstutz HC, Grant TT. In vivo stability testing of post-meniscectomy knees. Clin Orthop Relat Res. 1980;150:247–52.

40. Arno S, Hadley S, Campbell KA, Bell CP, Hall M, Beltran LS, Recht MP, Sherman OH, Walker PS. The effect of arthroscopic partial medial meniscectomy on tibiofemoral stability. Am J Sports Med. 2013;41:73–9.

41. Levy IM, Torzilli PA, Warren RF. The effect of medial meniscectomy on anterior-posterior motion of the knee. J Bone Joint Surg Am. 1982;64:883–8.

42. Allen CR, Wong EK, Livesay GA, Sakane M, Fu FH, Woo

SL. Importance of the medial meniscus in the anterior cruciate ligament-deficient knee. J Orthop Res. 2000;18:109–15.

43. Lerer D, Umans H, Hu M, Jones M. The role of meniscal root pathology and radial meniscal tear in medial meniscal extrusion. Skelet Radiol. 2004;33:569–74.

44. Thompson WO, Thaete FL, Fu FH, Dye SF. Tibial meniscal dynamics using three-dimensional reconstruction of magnetic resonance images. Am J Sports Med. 1991;19:210–5; discussion 215–6.

45. Musahl V, Citak M, O'Loughlin PF, Choi D, Bedi A, Pearle AD. The effect of medial versus lateral meniscectomy on the stability of the anterior cruciate ligament-deficient knee. Am J Sports Med. 2010;38:1591–7.

第 3 章

冠状面和轴线：力线不良的影响

Luiz Felipe Ambra, Andreas H. Gomoll, Jack Farr

引言

正常膝关节可以承受负荷，且一般不会发生退行性改变。当过大的应力超过关节软骨的承受能力时，会破坏关节内环境平衡，导致关节软骨恶化。在生理条件下，施加在膝关节上的负荷分布在各个间室之间。膝关节力线的任何偏差，即力线不良，都会对负荷分布产生负面影响。如果负荷分配不当，则会降低膝关节承受生理压力的能力，同时对关节软骨造成损害。

成功治疗关节软骨损伤非常具有挑战性。当保守治疗无法缓解症

L. F. Ambra
Department of Orthopedic and Traumatology, Universidade
Federal de São Paulo, São Paulo, SP, Brazil

A. H. Gomoll
Department of Orthopedic Surgery, Hospital for Special Surgery,
New York, NY, USA

J. Farr (✉)
Cartilage Restoration Center, OrthoIndy Hospital,
Indianapolis, IN, USA
e-mail: jfarr@orthoindy.com

状并恢复功能时,通常建议手术治疗软骨缺损和任何潜在的解剖异常。修复这些损伤在技术上很容易实现,但伴随的病理分析很困难,因此需要一种合理的方法来系统评估和识别膝关节的力线不良,以针对每个病理变化进行特定的治疗。

影像学检查

影像学检查是评估膝关节力线的第一步。标准膝关节检查包括负重站立前后位(AP)片、屈曲后前位(PA Rosenberg)片、站立位从髋到踝的全长 X 线片、正侧位和屈曲 45°或 30°的轴位片。

标准负重 AP 片和 Rosenberg 片用来评估股骨胫骨病理情况。站立位全长 X 线片是评估下肢机械轴最准确的方法。力线良好的膝关节其全长 X 线片表现为从股骨头中心到踝关节中心的一条线,该线同时穿过膝关节的中心。因此,如果线在膝部偏离中心朝向外侧间隙,则为外翻畸形,如果朝向内侧间隙,则为内翻畸形(图 3.1)。

双股骨髁重叠的正位、侧位片通常采用屈曲 20°的角度拍摄。这一方法可以评估胫骨倾斜度、髌骨高度(Insall–Salvati;Caton–DesChamps;Blackburne–Peel)、髌骨倾斜度和滑车形态(Dejour 分级)。

低屈轴位 X 线片可以评估滑车和髌骨的形态,以及髌骨相对于滑车的位置。这项技术的困难在于滑车最浅的地方不能在完全伸展的状态下被拍摄。当膝关节弯曲时,滑车沟加深,髌骨向内侧滑动,与股骨沟更加贴合。由于获得这种表现需要一定的屈曲角度,因此,在轴位 X 线片上很容易忽视滑车发育不良、髌骨倾斜或半脱位这些异常状态。

CT 检查可提供膝关节,主要是髌股关节(PFJ)的解剖学和运动学方面有价值的信息。该检查可以在不同程度的屈曲下成像,提供真实的 PFJ 轴位视图,从而让我们准确地定义髌骨和股骨滑车的解剖关系。CT 的另一个重要作用是能够创建重叠图像,从而能够评估扭转变形,如股骨前倾(FA)和胫骨外部扭转,以及测量胫骨结节–滑车沟(TT–TG)和

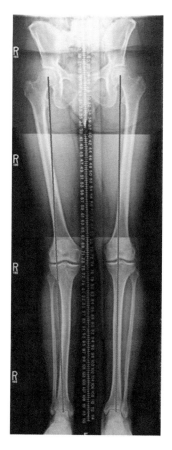

图 3.1 显示右侧外翻和左侧良好的全长 X 线片。

(或)胫骨结节–后交叉韧带(TT–PCL)的距离。

MRI 是最完整的成像技术。这项检查可以同时评估构成膝关节的所有结构,并区分不同的组织。因此,MRI 检查可以更好地评估关节形态以及半月板和韧带撕裂、软骨和骨软骨病变、旋转畸形和髌骨位置。

表 3.1 总结了用于评估髌股关节疾病和潜在并发症的临床检查和影像学表现。

表 3.1 软骨修复术前考虑因素

考虑因素	临床检查/影像学结果	主观评价
冠状面对齐不良	内翻、外翻畸形	体检、轴位片检查
轴线对齐不良	胫骨外扭转增加股骨颈前倾	大腿-足夹角:CT 或 MRI 髋/膝/踝
	髌骨侧向力矢量	Q 角:CT 或 MRI 测量 TT-TG 和 TT-PCL
		髌骨倾斜
矢状面对齐不良	髌骨高度增加	髌骨外侧负重屈曲位的 X 线片、CT 或 MRI(Insall-Salvati, Caton-Deschamps 或 Blackburne-Peel 比率)
	胫骨倾斜	侧位 X 线片、CT 或 MRI
髌股关节的形态	滑车发育不良	影像学交叉征、滑车突、CT/MRI 表现(Dejour 分类)

胫股力线和软骨损伤

在正常的步态中,膝关节的反作用力可达到体重的 3 倍,在较高活动水平时可增加到体重的 6 倍。在正常对齐的膝关节中,约 60%的负重力通过内侧间隙传递, 内收力矩是增加内侧关节反作用力的主要因素[1]。生物力学研究表明,内翻和外翻对齐方式可分别增加内侧和外侧负荷[2,3]。因此,力线不良已被认为是膝关节 OA 发生和发展的独立危险因素[4,5]。在一项经过 18 个月的随访调查中发现,与力线良好的膝关节相比,外翻畸形的膝关节出现外侧间隙 OA 进展的风险增加了 5 倍;同样,内翻畸形的膝关节出现内侧间隙 OA 进展的风险增加了 4 倍。

髌股力线和软骨损伤

临床上,可以通过测量 Q 角来评估膝伸肌肌群是否对齐。其角度方向为股四头肌力和髌腱反作用力的方向,决定了伸肌肌群的横向矢量。尽管人们对临床测量 Q 角仍存在争议,理论上伸肌肌群是否对齐对理解髌股关节是否存在解剖异常至关重要。

髌股关节力线不良是一种复杂的病理过程,具有广泛的临床表现。髌股关节力线不良最常见的原因是解剖异常,所以通常是几个因素同时影响 Q 角,从而影响髌股关节的反作用力。因此,对髌股关节病理学的全面理解有利于为每个患者制订最合适的治疗方法。

冠状面力线

外翻和内翻畸形可能会改变 PFJ 中的接触应力[6,7]。外翻畸形增加了 Q 角,使股四头肌力向外侧移动,从而使 PFJ 的外侧负荷过载。相反,内翻畸形减小 Q 角,使股四头肌力向内侧移动,从而使 PFJ 的内侧负荷过载[8]。Cahue 等的前瞻性研究表明,外翻畸形与外侧髌股 OA 进展相关;同样,内翻畸形与内侧髌股 OA 进展相关[9]。

轴向力线

在轴位平面上评估髌股对齐是具有挑战性的,应仔细评估,以了解异常的真正来源。TT-TG 距离是测量髌股关节位置最常用的参数之一,与 Q 角密切相关[10,11]。该方法是测量胫骨结节处髌腱附着点中心与滑车沟最深处之间的距离(图 3.2)。TT-TG 距离可在 MRI 和 CT 上轻松测得。然而,这两种影像学方法产生的值不能等同。因为图像在采集过程中膝关节的屈曲度是有差异的,与 CT 相比,在 MRI 测得 TT-TG 距离更短,因此,在手术计划时应予以考虑[12]。

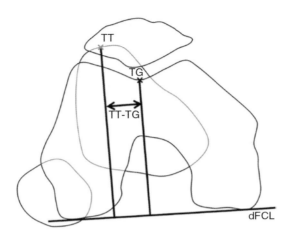

图 3.2　TT–TG 测量。TG 和 TT 叠加的图像。TG 的位置在股骨髁后皮质处。滑车线垂直于后髁轴，与股骨后髁(dFCL)相切，并通过 TG 的最深处。TT 图像选择在胫骨结节最前点的位置。绘制一条穿过 TT 中心的线垂直于股骨后轴线。这两条平行线之间的距离是 TT–TG 距离。(Copyright © 2012 American Orthopaedic Society for Sports Medicine. Reprinted from Seitlinger et al.[15] with permission from SAGE publications)

通常，TT–TG 距离>20mm 被认为是病理性的，代表 TT 相对于滑车沟的位置过度偏向外侧，并被认为是推荐进行远端重新对位的阈值[13]。然而，对于距离过大的 TT–TG，必须认真分析其产生原因。其他情况，如滑车发育不良、股骨远端内旋或胫骨外旋可能导致的 TT–TG 距离增加都应具体评估，以确定最佳的治疗方法[14,15]。Tensho 等比较了滑车位置偏移、TT 位置偏移和膝关节旋转对 TT–TG 的影响，发现膝关节旋转是影响 TT–TG 距离最重要的因素[16]。

TT–PCL 距离被作为评估 TT 位置的辅助测量指标[15]。这一参数是通过测量髌腱附着点水平上 PCL 内侧缘与 TT 中点之间的距离来评估的(图 3.3)，正常值<24mm。由于是参考胫骨，该参数与滑车形态和股骨旋转无关。因此，TT–TG 距离>20mm 且 TT–PCL 距离正常的患者应考虑股骨旋转异常。

Q 角还受股骨和胫骨之间相互旋转作用的影响。胫骨相对于股骨

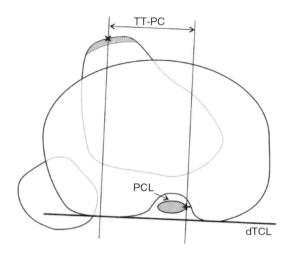

图 3.3   TT-PCL 测量。胫骨近端(腓骨关节下方和腓骨头部上方)和髌腱止点(韧带仍能清晰辨认的最下层切面)重叠在一起的图像。TT-PCL 距离是 PCL 内侧缘与髌腱附着点中心之间的内侧距离。这两条线都垂直于胫骨后髁参考线(dTCL),在关节下方和腓骨头部上方与胫骨近端相切。(Copyright © 2012 American Orthopaedic Society for Sports Medicine. Reprinted from Seitlinger et al.[15] with permission from SAGE publications)

的外向旋转使 TT 向外移动,导致 Q 角增加[17,18]。同样,增加股骨前倾角会导致股骨远端的内旋,使髌骨向内侧移动,从而增加 Q 角[19,20]。

在正常步态中,膝关节轴在摆动阶段相对于骨盆向外旋转,在站立阶段向内移动。股骨前倾角(FA)增大导致异常的内旋步态。这时身体再向前移动,膝关节轴指向内侧,进而导致站立阶段膝关节轴的内旋增加,导致髌骨受到过大的侧向力。这种过度的偏侧化增加了 MPFL 的张力和髌股关节外侧的压力,同时降低了内侧压力。因此,增加 FA 会导致髌股外侧压力异常,易发生外侧半脱位。

上文已经描述了几种评估下肢旋转力线的方法。股骨、胫骨和膝关节扭转可以通过重叠股骨头、股骨颈底部或小粗隆、膝关节(要么与后髁相切,要么在内、外侧上髁之间)、关节处的胫骨近端以及踝关节的轴向切割平面来评估。CT 或 MRI 都可以提供类似的测量结果。FA 可以通过画一条从股骨颈中心到股骨头的线，并沿髁间轴（平均值为 7.4°）或股骨后髁切线（平均值为 13.1°）进行测量。这些值相差约 6°，其范围为后倾 11° 至前倾 22°（图 3.4）[21]。

许多研究强调了胫骨扭转对髌骨轨迹的重要性[17,22]。对胫骨扭转的测量方法还未达成共识，所以很难确定异常病理阈值。MRI 和 CT 被证明是评估胫骨扭转可靠的、可重复的好方法[23,24]。测量方法是通过叠加两张轴位图像：一张是胫骨近端骨骺正好在腓骨近端上方，另一张是与距骨穹顶相切。这是与胫骨平台后缘相切的线和双踝轴（通过外踝和内踝的前后侧中心画出）之间的角度[24,25]。

生物力学研究表明，胫骨和股骨旋转对髌股关节的压力是有影响的。Lee 等研究发现，胫骨外旋增加会导致髌骨向外侧移位，从而增加关节的外侧压力[17]。将有慢性髌股症状的患者与无症状的对照组比较发现，有症状的患者胫骨外扭转显著增加[22]。此外，一项分析髌股关节压力的生物力学研究表明，如果扭转畸形和角度畸形并存，则旋转部件引起的髌股关节压力变化更大[26]。Takai 等对患有单间室髌股关节炎患者的股骨和胫骨扭转进行了评估，发现髌股关节炎与 FA 增加高度相

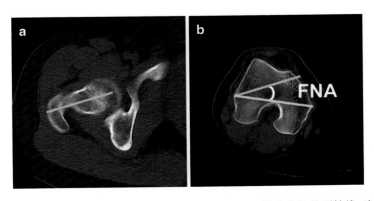

图 3.4 采用横髁上轴线测量股骨颈前倾角（FNA）。(a) 橙线为股骨颈轴线，连接股骨头中心和股骨颈中心。(b) 黄线为髁上轴线，连接内、外侧上髁。

关(髌股关节炎组 FA 为 23°,对照组 FA 为 9°)[27]。同样,Lerat 发现股骨内扭转增加,患者患髌骨软骨病的风险也增加[28]。

髌骨倾斜和半脱位可导致髌股关节力线不良,且与髌股关节软骨的侧方退化也有关。髌骨位置可以很容易地用轴位 X 线片、MRI 或 CT 的轴位图像来评估。然而,多种因素可导致结果不一致,因此需要更深入的评估。除了前面描述的旋转偏差外,内侧软组织(如 MPFL 和股内侧肌)松弛也可导致外侧小关节过载。在这种情况下,物理评估显示髌骨内侧–外侧平移减少。

矢状面力线

髌骨在矢状面上的位置是影响髌股轨迹的另一个因素。要确定是高位髌骨还是低位髌骨,必须使用确定的评估指标。目前文献中使用的主要指标是 Insall–Salvati、Caton–Deschamps 和 Blackburne–Peel。所有成像技术(侧位 X 线片、MRI 和 CT)都是可靠、可重复的测量方法,且可在评估髌骨高度时互换[29]。Mehl 等在一项比较软骨缺损患者和正常对照组病例的对照研究中发现,67% 的软骨损伤患者的病理 Insall–Salvati 指数>1.2,而对照组仅为 25.6%[30]。此外,一项对 OA 患者的观察性研究显示,髌骨力线不良与髌骨内、外侧软骨丢失之间存在显著相关性[31]。

髌股关节形态

除了髌股力线良好外,正常的滑车和髌骨形态对髌股关节压力的影响也很重要。因此,异常的滑车和髌骨形态可造成髌股关节的软骨损伤。滑车形态异常已被认为是髌股关节炎发展的危险因素。一些研究表明,髌股关节的软骨丢失与滑车扁平或浅薄有关[31-33]。通常,滑车形态主要通过轴位 X 线片或使用骨标的 CT 进行评估。当无法再现关节软骨表面时,则建议进行 MRI 检查[34]。

总结

总之，识别和纠正潜在的髌股关节力线不良对于髌股关节软骨修复的成功至关重要。髌骨全层软骨缺损的患者经常表现出大量相关的病理改变。因此，在计划髌股关节软骨缺损的手术治疗时，必须准确识别并仔细考虑这些病理情况。

（耿宗洁 译　张国强 校）

参考文献

1. Hsu RW, Himeno S, Coventry MB, Chao EY. Normal axial alignment of the lower extremity and load-bearing distribution at the knee. Clin Orthop Relat Res. 1990;255:215–27.
2. Tetsworth K, Paley D. Malalignment and degenerative arthropathy. Orthop Clin North Am. 1994;25(3):367–77.
3. McKellop HA, Llinás A, Sarmiento A. Effects of tibial malalignment on the knee and ankle. Orthop Clin North Am. 1994;25(3):415–23.
4. Sharma L, Chmiel JS, Almagor O, Felson D, Guermazi A, Roemer F, Lewis CE, Segal N, Torner J, Cooke TD, Hietpas J, Lynch J, Nevitt M. The role of varus and valgus alignment in the initial development of knee cartilage damage by MRI: the MOST study. Ann Rheum Dis. 2013;72(2):235–40. https://doi.org/10.1136/annrheumdis-2011-201070.
5. Tanamas S, Hanna FS, Cicuttini FM, Wluka AE, Berry P, Urquhart DM. Does knee malalignment increase the risk of development and progression of knee osteoarthritis? A systematic review. Arthritis Rheum. 2009;61(4):459–67. https://doi.org/10.1002/art.24336.
6. Weinberg DS, Tucker BJ, Drain JP, Wang DM, Gilmore A, Liu RW. A cadaveric investigation into the demographic and bony alignment properties associated with osteoarthritis of the patellofemoral joint. Knee. 2016;23(3):350–6. https://doi.org/10.1016/j.knee.2016.02.016.
7. McWalter EJ, Cibere J, MacIntyre NJ, Nicolaou S, Schulzer

M, Wilson DR. Relationship between varus-valgus alignment and patellar kinematics in individuals with knee osteoarthritis. J Bone Joint Surg Am. 2007;89(12):2723–31. https://doi.org/10.2106/JBJS.F.01016.

8. Schön SN, Afifi FK, Rasch H, Amsler F, Friederich NG, Arnold MP, Hirschmann MT. Assessment of in vivo loading history of the patellofemoral joint: a study combining patellar position, tilt, alignment and bone SPECT/CT. Knee Surg Sports Traumatol Arthrosc. 2013;22(12):3039–46. https://doi.org/10.1007/s00167-013-2698-2.

9. Cahue S, Dunlop D, Hayes K, Song J, Torres L, Sharma L. Varus-valgus alignment in the progression of patellofemoral osteoarthritis. Arthritis Rheum. 2004;50(7):2184–90. https://doi.org/10.1002/art.20348.

10. Ho CP, James EW, Surowiec RK, Gatlin CC, Ellman MB, Cram TR, Dornan GJ, LaPrade RF. Systematic technique-dependent differences in CT versus MRI measurement of the tibial tubercle-trochlear groove distance. Am J Sports Med. 2015;43(3):675–82. https://doi.org/10.1177/0363546514563690.

11. Dickschas J, Harrer J, Bayer T, Schwitulla J, Strecker W. Correlation of the tibial tuberosity–trochlear groove distance with the Q-angle. Knee Surg Sports Traumatol Arthrosc. 2016;24(3):915–20. https://doi.org/10.1007/s00167-014-3426-2.

12. Camp CL, Stuart MJ, Krych AJ, Levy BA, Bond JR, Collins MS, Dahm DL. CT and MRI measurements of tibial tubercle-trochlear groove distances are not equivalent in patients with patellar instability. Am J Sports Med. 2013;41(8):1835–40. https://doi.org/10.1177/0363546513484895.

13. Dejour H, Walch G, Nove-Josserand L, Guier C. Factors of patellar instability: an anatomic radiographic study. Knee Surg Sports Traumatol Arthrosc. 1994;2(1):19–26.

14. Daynes J, Hinckel B, Farr J. Tibial tuberosity—posterior cruciate ligament distance. J Knee Surg. 2016;29(06):471–7. https://doi.org/10.1055/s-0035-1564732.

15. Seitlinger G, Scheurecker G, Hogler R, Labey L, Innocenti B, Hofmann S. Tibial tubercle-posterior cruciate ligament distance: a new measurement to define the position of the tibial tubercle in patients with patellar dislocation. Am J Sports Med. 2012;40(5):1119–25. https://doi.org/10.1177/0363546512438762.

16. Tensho K, Akaoka Y, Shimodaira H, Takanashi S, Ikegami s KH, Saito N. What components comprise the measurement of the tibial tuberosity-trochlear groove distance in a patellar dislocation population? J Bone Joint Surg Am. 2015;97(17):1441–8.

https://doi.org/10.2106/JBJS.N.01313.

17. Lee TQ, Yang BY, Sandusky MD, McMahon PJ. The effects of tibial rotation on the patellofemoral joint: assessment of the changes in in situ strain in the peripatellar retinaculum and the patellofemoral contact pressures and areas. J Rehabil Res Dev. 2001;38(5):463–9.

18. Hefzy MS, Jackson WT, Saddemi SR. Effects of tibial rotations on patellar tracking and patello-femoral contact areas. J Biomed Eng. 1992;14(4):329–43.

19. Lee TQ, Anzel SH, Bennett KA, Pang D, Kim WC. The influence of fixed rotational deformities of the femur on the patellofemoral contact pressures in human cadaver knees. Clin Orthop Relat Res. 1994;302:69–74.

20. van Kampen A, Huiskes R. The three-dimensional tracking pattern of the human patella. J Orthop Res. 1990;8(3):372–82. https://doi.org/10.1002/jor.1100080309.

21. Yoshioka Y, Cooke TDV. Femoral anteversion: assessment based on function axes. J Orthop Res. 1987;5(1):86–91. https://doi.org/10.1002/jor.1100050111.

22. Cooke TDV, Price N, Fisher B, Hedden D. The inwardly pointing knee. An unrecognized problem of external rotational malalignment. Clin Orthop Relat Res. 1990;260:56–60. https://doi.org/10.1097/00003086-199011000-00011.

23. Basaran SH, Ercin E, Bayrak A, Cumen H, Bilgili MG, Inci E, Avkan MC. The measurement of tibial torsion by magnetic resonance imaging in children: the comparison of three different methods. Eur J Orthop Surg Traumatol. 2015;25(8):1327–32. https://doi.org/10.1007/s00590-015-1694-2.

24. Folinais D, Thelen P, Delin C, Radier C, Catonne Y, Lazennec JY. Measuring femoral and rotational alignment: EOS system versus computed tomography. Orthop Traumatol Surg Res. 2013;99(5):509–16. https://doi.org/10.1016/j.otsr.2012.12.023.

25. Reikerås O, Høiseth A. Torsion of the leg determined by computed tomography. Acta Orthop Scand. 1989;60(3):330–3.

26. Fujikawa K, Seedhom BB, Wright V. Biomechanics of the patello-femoral joint. Part I: a study of the contact and the congruity of the patello-femoral compartment and movement of the patella. Eng Med. 1983;12(1):3–11.

27. Takai S, Sakakida K, Yamashita F, Suzu F, Izuta F. Rotational alignment of the lower limb in osteoarthritis of the knee. Int Orthop. 1985;9(3):209–15.

28. Lerat JL, Moyen B, Bochu M, Galland O. Femoropatellar pathology and rotational and torsional abnormalities of the inferior limbs: the use of CT scan. In: Müller W, Hackenbruch W,

editors. Surgery and arthroscopy of the knee. Berlin: Springer; 1988. p. 61–5. https://doi.org/10.1007/978-3-642-72782-5_11.

29. Lee PP, Chalian M, Carrino JA, Eng J, Chhabra A. Multimodality correlations of patellar height measurement on X-ray, CT, and MRI. Skelet Radiol. 2012;41(10):1309–14. https://doi.org/10.1007/s00256-012-1396-3.

30. Mehl J, Feucht MJ, Bode G, Dovi-Akue D, Südkamp NP, Niemeyer P. Association between patellar cartilage defects and patellofemoral geometry: a matched-pair MRI comparison of patients with and without isolated patellar cartilage defects. Knee Surg Sports Traumatol Arthrosc. 2016;24(3):838–46. https://doi.org/10.1007/s00167-014-3385-7.

31. Kalichman L, Zhang Y, Niu J, Goggins J, Gale D, Felson DT, Hunter D. The association between patellar alignment and patellofemoral joint osteoarthritis features an MRI study. Rheumatology. 2007;46(8):1303–8. https://doi.org/10.1093/rheumatology/kem095.

32. Ali SA, Helmer R, Terk MR. Analysis of the patellofemoral region on MRI: association of abnormal trochlear morphology with severe cartilage defects. AJR Am J Roentgenol. 2010;194(3):721–7. https://doi.org/10.2214/AJR.09.3008.

33. Tsavalas N, Katonis P, Karantanas AH. Knee joint anterior malalignment and patellofemoral osteoarthritis: an MRI study. Eur Radiol. 2012;22(2):418–28. https://doi.org/10.1007/s00330-011-2275-3.

34. Salzmann GM, Weber TS, Spang JT, Imhoff AB, Schöttle PB. Comparison of native axial radiographs with axial MR imaging for determination of the trochlear morphology in patients with trochlear dysplasia. Arch Orthop Trauma Surg. 2009;130(3):335–40. https://doi.org/10.1007/s00402-009-0912-y.

第 4 章

滑膜和关节液在关节稳态中的作用

Michael L. Redondo, David R. Christian, Adam B. Yanke

滑膜和关节液

滑膜

所有动关节表面都覆盖一层滑膜。滑膜是一种特殊的结缔组织,在维持关节内环境方面起着重要作用。滑膜有两层:外层被称为滑膜下层(基底层),内层被称为内膜层。滑膜下层由纤维结缔组织、脂肪组织和蜂窝组织组成,较厚(可达 5mm),密度较高,细胞较少。内膜排列在关节腔内,由厚度在 1~4 个细胞之间的滑膜细胞组成[1]。滑膜细胞分为 A 型和 B 型,分别来源于巨噬细胞和成纤维细胞。内膜浅层为 A 型滑膜细胞,其正下方为 B 型滑膜细胞。在正常健康的滑膜中,A 型滑膜细胞占少数,而 B 型滑膜细胞占多数[2]。

正常滑膜的功能是维持关节内环境的动态平衡,而这一功能的实

M. L. Redondo · D. R. Christian · A. B. Yanke (✉)
Department of Orthopedic Surgery, Rush University
Medical Center, Chicago, IL, USA
e-mail: Adam.yanke@rushortho.com

现需要确保滑膜表面不附着于关节其他部件，润滑的关节表面和维持一定量的关节液[2]。通过 B 型滑膜细胞产生的 HA 和润滑剂可以确保滑膜表面不附着于关节其他部位[2]。关节表面的润滑是通过滑膜细胞合成糖蛋白，特别是润滑素来实现的。滑膜细胞定位于关节表面和滑膜内膜，可在关节内创造一个低摩擦的环境。滑膜还起到选择性膜的作用，以维持关节液的成分和体积，为软骨细胞提供营养。HA 的产生增加了关节液的黏度，在关节表面之间产生了额外的缓冲作用[2]。在健康状态下，滑膜有选择地允许电解质和细胞因子等较小分子在关节液和底层血管之间扩散，但会抑制较大糖蛋白（如 HA）的运输[2,3]。

关节液

如前所述，关节液既是营养物质和细胞调节因子池，也是生物润滑剂。关节液功能与 OA 的进展密切相关，关节液质量下降可加快 OA 的进展[4]。关节液中的主要润滑分子是 HA，这是一种由 N-乙酰氨基葡萄糖和葡萄糖醛酸通过 β 键连接的重复双糖的大分子聚合物[5]。HA 的减少摩擦性能与其浓度和分子量有关。低分子量 HA 会降低关节液的黏弹性[4]。随着 OA 的进展，HA 的浓度降低，减少了关节液的保护作用[4]。HA 的天然平均分子量为 300 万~400 万 Da，但目前存在低分子量 HA 和高分子量 HA 两种注射用 HA 制剂[6]。

关节内注射 HA 多年来一直被用作 OA 的治疗方法，通过抗炎和软骨保护机制减轻 OA 的症状[4]。目前，专家建议高分子量 HA 比低分子量 HA 能更有效地诱导这些机制。较高分子量的 HA 能更有效地与 CD44 结合，抑制白细胞介素-1β 的表达，从而减少已知有助于破坏关节软骨的分解代谢酶的合成[4,5]。HA–CD44 结合途径通过减少软骨细胞凋亡、减缓退行性变和保护基质来增强软骨保护。此外一些研究发现，HA 注射可通过减少 IL-8、IL-6、前列腺素 E_2（PGE_2）和肿瘤坏死因子-α（TNF-α）的合成，以及 IL-1β 的减少来发挥抗炎作用[4,5]。

当发生 OA 时，滑膜和关节液会发生改变。软骨碎屑激活炎性级联反应，导致滑膜增生，增加血管化，增加免疫细胞，特别是巨噬细胞和 T

细胞的迁移[1-3,7-9]。在这种情况下,滑膜的通透性发生改变,导致关节液中 HA 和润滑剂浓度降低,而 OA 患者血清中 HA 浓度升高[3,10]。此外,随着新的免疫细胞流入关节间隙释放炎症介质,滑膜变得具有促炎作用。然后,软骨细胞被激活,产生基质金属蛋白酶,从而降解软骨。这反过来又增加了软骨碎片的浓度,从而促进了炎症循环[1]。

关节内环境也同样受到影响[11]。当血液进入关节时,铁会催化活性氧化物的形成,从而破坏软骨并刺激软骨细胞凋亡[12]。同时,红细胞被分解,释放含铁血黄素,含铁血黄素在滑膜中聚集,导致滑膜增生和血管化增加。巨噬细胞和其他免疫细胞迁移到滑膜,产生促炎细胞因子,进一步抑制软骨细胞的功能,导致关节软骨损伤[12]。临床上这一过程可能并不总是出现在仅发生一次急性关节出血的患者中,但这一机制在基础科学文献中有很好的记载。此外,血友病患者反复发生关节出血并发展成严重的关节病变称为血友病关节病,也会出现这种情况[12]。在关于前交叉韧带(ACL)断裂和创伤后骨关节炎(PTOA)的文献中,也可以观察到类似急性创伤和关节出血的临床表现。研究发现,在经历过 ACL 断裂的患者中,OA 的患病率增加,且从断裂到手术治疗的时间延长已被确定为发生 PTOA 的危险因素[13]。这一数据表明,创伤事件可能会对关节内环境产生持久的影响,而急性干预,如穿刺和药物注射,可预防 OA 的发展。如前所述,单纯一次或反复的关节出血可导致破坏性的软骨、滑膜和骨损伤,并可导致 PTOA[12,14-16]。目前已经提出了几种预防血液诱导的软骨损伤的方法。最近,创伤后膝关节穿刺抽出积血被认为是破坏炎症级联反应和血液驱动的软骨细胞死亡的一种方法[17,18]。最近有报道称,关节灌洗和黏液补充能改善血源性血友病关节病患者的膝关节功能和稳定性[17]。同时,关节穿刺或灌洗是一种很有前途的技术,值得进一步研究。

滑膜生物标志物

关节液中的许多物质可以作为整体健康关节的生物标志物。这些生物标志物包括炎症细胞因子、金属蛋白酶、蛋白酶和软骨降解产物[19-21]。从患者的血液、尿液或关节液中分离出的生物标志物有助于阐明正常过程、病理或对治疗干预的反应。在骨科领域，人们正在探索将生物标志物整合到各种病理的诊断检查和治疗决策过程中，特别是 OA 和局灶性软骨病变[19,21]。术前影像和诊断技术已经有了进步，但术前 MRI 对识别膝关节软骨病变的敏感度只有 45%[22]。已有研究报道了蛋白质生物标志物与术前放射学结果、MRI 和术前疼痛之间的关系[23-25]。此外，血清生物标志物，如 IL-1Ra，最近被建议用来预测膝关节性关节炎的影像学进展[26]。因此，进一步研究几种蛋白生物标志物可能有助于术前识别并鉴定软骨损伤。

参与炎症级联反应的一些已知细胞因子生物标志物已被大量研究[1]。在参与软骨退行性变级联反应的促炎细胞因子中，IL-6 和 IL-1 已被广泛研究。已知 OA 患者的关节液、滑膜、软骨和软骨下骨中 IL-1 和 IL-6 的浓度是升高的[1]。此外，这些细胞因子在增加炎症和软骨降解的炎性级联反应中具有协同作用[1,23]。IL-6 在急性期反应物的产生中起着非常重要的作用，对慢性炎症的诱导和维持是不可或缺的[27]。因此，有学者认为 IL-6 可能在持续性疼痛关节中起主要作用，因为它能够敏感化支配膝关节的 C 类疼痛纤维[28,29]。Strauss 等[23]对 81 例接受膝关节镜检查的患者的关节液样本进行检测，以探讨其成分含量与软骨病理及预后的关系。这项研究显示，IL-6 的浓度变化是更严重的软骨损伤的最强预测因子之一，并与术前视觉模拟评分、Lysholm 评分、膝关节损伤、OA 结果评分、身体功能评分以及最终随访时的持续性疼痛相关[23]。

IL-1 在 OA 进展中的作用也被广泛研究，特别是关于其在创伤后 OA 中的作用[1]。几位学者已经确认 IL-1 是关节创伤后急性炎症过程的一个完整的介质[25,26,30,31]。软骨损伤后关节内 IL-1 浓度升高，并通过促进细胞外基质金属蛋白酶的产生，加速软骨退化[1]。在 Attur 等的一项关节液成分分析研究中显示[25]，先前存在于 OA 患者关节液中的 IL-1β 浓度越低，发生严重放射学表现的风险越低，关节间隙宽度越大，IL-6 和 IL-10 浓度越低。

创伤性膝关节损伤后的急性干预

正常关节透明软骨的丢失是不可逆转的,因此,及时干预破坏软骨降解的途径至关重要。Kraus 等发现,在急性 ACL 损伤后的第一个月内,最初的软骨降解路径主要为蛋白多糖的丢失,随后是胶原丢失[32]。因此,有专家认为,急性膝关节创伤后需要早期干预,以阻止关节液或滑膜炎症的级联反应[1,32,33]。IL-1 经常被用来改善创伤后膝关节的环境以及预防 PTOA。IL-1 受体拮抗剂(IL-1Ra)通过与 IL-1 受体竞争性结合来抑制 IL-1 功能[26,30,34]。在小鼠模型中,关节内注射 IL-1Ra 可抑制 IL-1 水平,显著减轻关节骨折后的软骨退化和滑膜炎症[34]。在最近的一项随机试验中,11 例急性 ACL 损伤患者在损伤后 2 周内分别接受了 IL-1Ra 或生理盐水的关节内注射[32]。注射 IL-1Ra 的一组膝关节疼痛减轻,功能改善,IL-1α 浓度降低(IL-1α 是一种已知会导致软骨退化的促炎细胞因子)。有学者还研究了其他关节内早期干预措施。在最近的一项随机对照试验中,Lattermann 等[33]将急性 ACL 断裂后不进行干预与使用皮质类固醇注射(CSI)以破坏进行性炎症级联反应进行了比较。研究发现,对照组在 ACL 损伤后的 5 周内,软骨退行性变生物标志物持续增加,突出了早期退行性变过程及其快速进展。在 ACL 断裂后的前几天关节内注射 CSI 可导致关节液中软骨退行性变生物标志物水平较低,如 CTX-Ⅱ。因此,CSI 和其他关节内疗法可能是预防 PTOA 的有效治疗手段。

结论

滑膜和关节液对关节的稳态有很大影响。作为软骨细胞的主要营养来源,关节液中包含的生物因子可对关节的整体健康产生长期影响。进一步了解软骨、骨、关节液和滑膜的复杂相互作用,将有助于临床医师将膝关节作为一个器官而不是孤立的组织来处理。随着更多重要的关于关节微环境的知识被阐明,未来的早期干预或筛查工作可在预防

PTOA 和改善临床结果方面起到关键作用。

（耿宗洁 译 柴伟 校）

参考文献

1. Mathiessen A, Conaghan PG. Synovitis in osteoarthritis: current understanding with therapeutic implications. Arthritis Res Ther. 2017;19(1):18. PubMed PMID: 28148295. Pubmed Central PMCID: PMC5289060. Epub 2017/02/02. eng.

2. Smith MD. The normal synovium. Open Rheumatol J. 2011;5:100–6. PubMed PMID: 22279508. Pubmed Central PMCID: PMC3263506. Epub 2011/12/30. eng.

3. Scanzello CR, Goldring SR. The role of synovitis in osteoarthritis pathogenesis. Bone. 2012;51(2):249–57. PubMed PMID: 22387238. Pubmed Central PMCID: PMC3372675. Epub 2012/02/22. eng.

4. Altman RD, Manjoo A, Fierlinger A, Niazi F, Nicholls M. The mechanism of action for hyaluronic acid treatment in the osteoarthritic knee: a systematic review. BMC Musculoskelet Disord. 2015;16:321. PubMed PMID: 26503103. Pubmed Central PMCID: PMC4621876. Epub 2015/10/26. eng.

5. Temple-Wong MM, Ren S, Quach P, Hansen BC, Chen AC, Hasegawa A, et al. Hyaluronan concentration and size distribution in human knee synovial fluid: variations with age and cartilage degeneration. Arthritis Res Ther. 2016;18:18. PubMed PMID: 26792492. Pubmed Central PMCID: PMC4721052. Epub 2016/01/21. eng.

6. Gigis I, Fotiadis E, Nenopoulos A, Tsitas K, Hatzokos I. Comparison of two different molecular weight intra-articular injections of hyaluronic acid for the treatment of knee osteoarthritis. Hippokratia. 2016;20(1):26–31. PubMed PMID: 27895439. Pubmed Central PMCID: PMC5074393. eng.

7. Manferdini C, Paolella F, Gabusi E, Silvestri Y, Gambari L, Cattini L, et al. From osteoarthritic synovium to synovial-derived cells characterization: synovial macrophages are key effector cells. Arthritis Res Ther. 2016;18:83. PubMed PMID: 27044395. Pubmed Central PMCID: PMC4820904. Epub 2016/04/04. eng.

8. Klein-Wieringa IR, de Lange-Brokaar BJ, Yusuf E, Andersen SN, Kwekkeboom JC, Kroon HM, et al. Inflammatory cells in

patients with Endstage knee osteoarthritis: a comparison between the synovium and the infrapatellar fat pad. J Rheumatol. 2016;43(4):771–8. PubMed PMID: 26980579. Epub 2016/03/15. eng.

9. Moradi B, Rosshirt N, Tripel E, Kirsch J, Barié A, Zeifang F, et al. Unicompartmental and bicompartmental knee osteoarthritis show different patterns of mononuclear cell infiltration and cytokine release in the affected joints. Clin Exp Immunol. 2015;180(1):143–54. PubMed PMID: 25393692. Pubmed Central PMCID: PMC4367102. eng.

10. Goldberg RL, Huff JP, Lenz ME, Glickman P, Katz R, Thonar EJ. Elevated plasma levels of hyaluronate in patients with osteoarthritis and rheumatoid arthritis. Arthritis Rheum. 1991;34(7):799–807. PubMed PMID: 2059228. eng.

11. Swärd P, Frobell R, Englund M, Roos H, Struglics A. Cartilage and bone markers and inflammatory cytokines are increased in synovial fluid in the acute phase of knee injury (hemarthrosis) – a cross-sectional analysis. Osteoarthr Cartil. 2012;20(11):1302–8. PubMed PMID: 22874525. Epub 2012/08/05. eng.

12. Roosendaal G, Lafeber FP. Pathogenesis of haemophilic arthropathy. Haemophilia. 2006;12(Suppl 3):117–21. PubMed PMID: 16684006. eng.

13. Cinque ME, Dornan GJ, Chahla J, Moatshe G, LaPrade RF. High rates of osteoarthritis develop after anterior cruciate ligament surgery: an analysis of 4108 patients. Am J Sports Med. 2017;46:2011–9. https://doi.org/10.1177/0363546517730072. PubMed PMID: 28982255. Epub 2017/09/01. eng.

14. Hooiveld M, Roosendaal G, Vianen M, van den Berg M, Bijlsma J, Lafeber F. Blood-induced joint damage: longterm effects in vitro and in vivo. J Rheumatol. 2003;30(2):339–44. PubMed PMID: 12563692. eng.

15. Hakobyan N, Enockson C, Cole AA, Sumner DR, Valentino LA. Experimental haemophilic arthropathy in a mouse model of a massive haemarthrosis: gross, radiological and histological changes. Haemophilia. 2008;14(4):804–9. PubMed PMID: 18422608. Epub 2008/04/12. eng.

16. Jansen NW, Roosendaal G, Wenting MJ, Bijlsma JW, Theobald M, Hazewinkel HA, et al. Very rapid clearance after a joint bleed in the canine knee cannot prevent adverse effects on cartilage and synovial tissue. Osteoarthr Cartil. 2009;17(4):433–40. PubMed PMID: 18922705. Epub 2008/10/14. eng.

17. Rezende MU, Andrusaitis FR, Silva RT, Okazaki E, Carneiro JD, Campos GC, et al. Joint lavage followed by viscosupplementation and triamcinolone in patients with severe haemophilic arthropathy: objective functional results. Haemophilia.

2017;23(2):e105–15. PubMed PMID: 27860135. Epub 2016/11/16. eng.

18. Wang JH, Lee JH, Cho Y, Shin JM, Lee BH. Efficacy of knee joint aspiration in patients with acute ACL injury in the emergency department. Injury. 2016;47(8):1744–9. PubMed PMID: 27262773. Epub 2016/05/18. eng.

19. Patra D, Sandell LJ. Recent advances in biomarkers in osteoarthritis. Curr Opin Rheumatol. 2011;23(5):465–70. PubMed PMID: 21720244. eng.

20. Henrotin Y. Osteoarthritis year 2011 in review: biochemical markers of osteoarthritis: an overview of research and initiatives. Osteoarthr Cartil. 2012;20(3):215–7. PubMed PMID: 22261406. Epub 2012/01/13. eng.

21. Kraus VB. Biomarkers in osteoarthritis. Curr Opin Rheumatol. 2005;17(5):641–6. PubMed PMID: 16093846. eng.

22. Figueroa D, Calvo R, Vaisman A, Carrasco MA, Moraga C, Delgado I. Knee chondral lesions: incidence and correlation between arthroscopic and magnetic resonance findings. Arthroscopy. 2007;23(3):312–5. PubMed PMID: 17349476. eng.

23. Cuéllar VG, Cuéllar JM, Kirsch T, Strauss EJ. Correlation of synovial fluid biomarkers with cartilage pathology and associated outcomes in knee arthroscopy. Arthroscopy. 2016;32(3):475–85. PubMed PMID: 26524935. Epub 2015/10/30. eng.

24. Orita S, Koshi T, Mitsuka T, Miyagi M, Inoue G, Arai G, et al. Associations between proinflammatory cytokines in the synovial fluid and radiographic grading and pain-related scores in 47 consecutive patients with osteoarthritis of the knee. BMC Musculoskelet Disord. 2011;12:144. PubMed PMID: 21714933. Pubmed Central PMCID: PMC3144455. Epub 2011/06/30. eng.

25. Attur M, Wang HY, Kraus VB, Bukowski JF, Aziz N, Krasnokutsky S, et al. Radiographic severity of knee osteoarthritis is conditional on interleukin 1 receptor antagonist gene variations. Ann Rheum Dis. 2010;69(5):856–61. PubMed PMID: 19934104. Pubmed Central PMCID: PMC2925146. Epub 2009/11/23. eng.

26. Attur M, Statnikov A, Samuels J, Li Z, Alekseyenko AV, Greenberg JD, et al. Plasma levels of interleukin-1 receptor antagonist (IL1Ra) predict radiographic progression of symptomatic knee osteoarthritis. Osteoarthr Cartil. 2015;23(11):1915–24. PubMed PMID: 26521737. Pubmed Central PMCID: PMC4630783. eng.

27. Hunter CA, Jones SA. IL-6 as a keystone cytokine in health and disease. Nat Immunol. 2015;16(5):448–57. PubMed PMID: 25898198. eng.

28. Samad TA, Moore KA, Sapirstein A, Billet S, Allchorne A, Poole S, et al. Interleukin-1beta-mediated induction of Cox-2 in the

CNS contributes to inflammatory pain hypersensitivity. Nature. 2001;410(6827):471–5. PubMed PMID: 11260714. eng.

29. Anderson GD, Hauser SD, McGarity KL, Bremer ME, Isakson PC, Gregory SA. Selective inhibition of cyclooxygenase (COX)-2 reverses inflammation and expression of COX-2 and interleukin 6 in rat adjuvant arthritis. J Clin Invest. 1996;97(11):2672–9. PubMed PMID: 8647962. Pubmed Central PMCID: PMC507355. eng.

30. Attur M, Belitskaya-Lévy I, Oh C, Krasnokutsky S, Greenberg J, Samuels J, et al. Increased interleukin-1β gene expression in peripheral blood leukocytes is associated with increased pain and predicts risk for progression of symptomatic knee osteoarthritis. Arthritis Rheum. 2011;63(7):1908–17. PubMed PMID: 21717421. Pubmed Central PMCID: PMC3128429. eng.

31. Catterall JB, Stabler TV, Flannery CR, Kraus VB. Changes in serum and synovial fluid biomarkers after acute injury (NCT00332254). Arthritis Res Ther. 2010;12(6):R229. PubMed PMID: 21194441. Pubmed Central PMCID: PMC3046542. Epub 2010/12/31. eng.

32. Kraus VB, Birmingham J, Stabler TV, Feng S, Taylor DC, Moorman CT, et al. Effects of intraarticular IL1-Ra for acute anterior cruciate ligament knee injury: a randomized controlled pilot trial (NCT00332254). Osteoarthr Cartil. 2012;20(4):271–8. PubMed PMID: 22273632. Epub 2012/01/10. eng.

33. Lattermann C, Jacobs CA, Proffitt Bunnell M, Huston LJ, Gammon LG, Johnson DL, et al. A multicenter study of early anti-inflammatory treatment in patients with acute anterior cruciate ligament tear. Am J Sports Med. 2017;45(2):325–33. PubMed PMID: 28146402. Epub 2016/10/07. eng.

34. Furman BD, Mangiapani DS, Zeitler E, Bailey KN, Horne PH, Huebner JL, et al. Targeting pro-inflammatory cytokines following joint injury: acute intra-articular inhibition of interleukin-1 following knee injury prevents post-traumatic arthritis. Arthritis Res Ther. 2014;16(3):R134. PubMed PMID: 24964765. Pubmed Central PMCID: PMC4229982. Epub 2014/06/25. eng.

第 5 章

关节软骨手术失败的界定

Drew A. Lansdown, Kevin C. Wang, Brian J. Cole

引言

    临床上,关节软骨损伤的治疗仍然是一个难题。软骨病变在膝关节镜检查中很常见,60%以上的膝关节镜检查会发现有软骨全层病变[1,2]。此外,OA 是世界范围内致残的主要原因之一,而只有全膝关节置换术(TKA)才能从根本上解决这一问题。

    关节软骨损伤有多种治疗方案可供选择,在开发新的软骨修复技术方面也已取得了很大进展。微骨折术仍然是许多病变的初始治疗选择,在临床试验中经常用作对比治疗[3,4]。这一过程涉及穿透软骨下骨以刺激纤维软骨的愈合反应。1994 年,Brittberg 等发表并推广自体软骨细

D. A. Lansdown
Department of Orthopaedic Surgery, University of California,
San Francisco School of Medicine, San Francisco, CA, USA

K. C. Wang
Department of Orthopedics, Icahn School of Medicine at Mount
Sinai, New York, NY, USA

B. J. Cole (✉)
Department of Orthopedic Surgery, Rush University
Medical Center, Chicago, IL, USA
e-mail: brian.cole@rushortho.com

胞移植[5]。这项技术利用患者的天然软骨细胞在培养中扩增,然后重新植入,以恢复受损区域的透明软骨。最近引入了新的基质相关自体软骨细胞植入(MACI)技术,试图改善 ACI 的结果[6]。自体骨软骨移植(OAT)和 OCA 是另一种治疗选择,可以修复缺损部位的骨和软骨[7,8]。许多其他新的治疗方法,包括同种异体表面移植,都在临床开发早期阶段或正在开发中,以解决有症状的软骨损伤。

然而在许多情况下,对于症状性软骨病变,仍未发现有效且效果持续的治疗。随着新的治疗方案的引入,制订一套明确一致的评价标准(例如,明确哪些结果指标可以显示该治疗方法能带来长期疗效)变得至关重要。此外,目前大多数软骨修复文献的证据水平也是有限的[9]。本章旨在回顾目前定义治疗失败的标准,并探索在未来的研究中将使用的方法,以确定软骨修复过程的成功和失败。

客观标准

失败的临床定义

通过将 TKA 或再次手术作为疾病治疗的终点,生存分析经常被用来评估软骨修复过程。Sterett 等研究发现,微骨折术和胫骨高位截骨术的生存率为 91%,平均随访 7 年[10]。转换为 TKA 很容易评价且客观,但这并不能涵盖那些软骨修复手术后未行 TKA 但临床效果仍不满意、仍有症状或功能仍然持续受限的患者。Bae 等通过随访 134 例有症状的膝关节软骨病变经微骨折术处理的病例后,将失败定义为,转为 TKA 或疼痛评分比术前差或<60 分。有了这个更严格的失败定义,微骨折术的成功率在术后 5 年为 88.8%,10 年为 67.9%,12 年为 45.6%[11]。

Pestka 等对接受 ACI 治疗的患者进行评估,并比较这些患者是否有过微骨折病史得出以下结论。本研究中的失败被定义为任何类型的再手术,有微骨折病史的患者失败率明显更高(25% 对 3.6%;P=0.024)。然而,患者满意度在这些组之间没有差异,在有微骨折病史的患者中有

25.9% 报道结果不满意, 而没有微骨折病史的患者中这一比例为 28.6%[12]。再次手术是软骨修复是否失败的一个重要评价标准, 但必须结合其他变量来评估患者的满意度、症状和功能。此外, 了解患者的目标和期望对于解释转向 TKA 是否是一种失败的衡量标准是必要的, 因为有的患者希望通过其他治疗措施推迟 TKA 的时间, 而有的患者的目标是长期保留关节, 希望更彻底地缓解症状。

软骨修复的组织学评价

软骨修复的组织学评价可以确定修复组织是否具有与天然软骨相似的生化和结构成分。理想的修复技术应该是重建关节软骨的复杂结构, 包括适当水平的胶原、水和 GAG, 以及软骨和软骨下骨之间的相互作用。动物实验经常被用来测试软骨修复, 因其能够对软骨修复组织进行组织学分析。第二次关节镜检查中的活检也可用于临床研究, 但这是一种有创操作, 甚至可能损害软骨修复区域。ICRS 也提供了在进行软骨修复的组织学分析时要控制的特定变量的建议[13], 包括活检样本的位置、恢复时间、处理方法、染色方法以及与对照组的盲法比较。

在临床前模型或关节镜活检中获得软骨样本后, 可以使用不同的染色方法来区分修复部位存在的组织类型。H&E 染色是常用的染色方法, 深粉色代表矿化胶原, 浅粉色代表纤维组织[14]。番红 O 染色用于确定蛋白多糖的存在[15]。甲苯胺蓝染色的组织显示胶原基质为蓝色, GAG 为紫色[16]。

然后用多种评分系统对染色样本进行评估, 包括 Pineda 评分、O'Driscoll 评分以及 ICRS-1 和 ICRS-2 评分。Pineda 评分评定四个特征, 包括缺损填充、骨软骨连接完整性、基质染色和细胞形态[17]。O'Driscoll 评分包括对组织表面的规律性和完整性、厚度、与周围组织的完整性、细胞密度和细胞聚集性, 以及对周围组织的退行性变化进行评级[18]。ICRS 分级评分包括对组织表面、基质、细胞密度、细胞活力、软骨下骨和矿化的评估。对于 ICRS-1, 评分范围为 0~3, 而 ICRS-2 使用连续的 VAS 作为评分范围, 从 0~100[19,20]。在动物和人类软骨试验中使用这些评分系统,可以对结果进行一致的报道,并评估与成功的和持续的临床结果相关的参数。

目前,已经开发了宏观评分系统来评估第二次关节镜检查时软骨修复过程的大体外观。一个量表是 ICRS 评分。这一评分范围为 0~12 分,包括三个大类,分为 0~4 度,评分内容为:缺损填充量、与邻近软骨的整合以及修复组织的肉眼外观[21]。另一个量表是 OSwestry 关节镜检查评分,分数为 0~10 分。该分数的组成部分包括移植物填充、与邻近软骨的整合、表面外观、移植物颜色和修复组织的硬度 [22]。Van den Borne 等回顾了这两种测量的重复性和有效性,发现两种评分系统都是评估软骨修复过程的可重复性方法[23]。

软骨修复的组织学和肉眼外观可以直观地预测临床结果,但仅基于这些测量来定义失败是不够的。例如,Knutsen 等在一项随机试验中比较了微骨折术和 ACI,发现术后 2 年活检修复组织的组织学外观与临床结果或失败(两组均为 23%)之间没有相关性,在本研究中,临床结果或失败的定义是在最后 5 年随访前发现因有症状的缺损而再次手术 [24]。在比较微骨折术和 ACI 时,Saris 等的研究显示术后 1 年 ACI 的组织学表现较好[25],但在对同一队列的后续报道中,Vanlauwe 等的研究显示,术后 5 年,两组之间的临床结果没有差异[26]。最后,Gudas 等在一项比较 OATS 和微骨折术的随机对照试验中,报道了第二次关节镜检查时的 ICRS 宏观评分[27]。结果显示 ICRS 的高评分组与低评分组的临床结果没有差异。因此,未来的研究将确定哪些组织学和宏观特性能够预测软骨修复手术后的成败。

主观结果

患者报告的结果是定义特定手术成败的一个重要指标。这些分数以调查问卷的形式收集,可以在预定的后续随访中获得,也可以通过电子邮件或电话的形式获得。除关节特定评分和活动评级外,通常还会收集与健康相关的一般生活质量评分,如简表(SF)–36。患者报告的结果有助于将成功和失败的定义集中在患者从任何干预中感受到的益处上。

关节特异性评分可以评估患者症状、功能和残疾程度。国际膝关节文献委员会(IKDC)的主观膝关节评分表是一种关节特定的结果评价表,用于评估膝关节韧带、半月板和软骨损伤的症状和功能[28]。IKDC 评分范围为 0~100 分,分数越高,反映膝关节功能越好。膝关节损伤和骨关节炎结果评分(KOOS)是第二个膝关节特定评分表,用于评估 OA、半月板损伤和韧带损伤的膝关节症状和功能。KOOS 包括 5 个部分,包括日常生活活动、运动和娱乐功能、疼痛、症状和与膝关节相关的生活质量的得分。这个分数也是 0~100 分,分数越高,反映的结果和功能越好。

Lysholm 评分最初用于评估膝关节韧带损伤后的功能, 现已被证实可用于监测软骨修复过程[29,30]。在一项包含 61 项研究和 3987 例手术结果的软骨修复研究的荟萃分析中,Lysholm 评分是最常被用于报道临床结果的评分系统[9]。这一评分可以在治疗前和治疗后进行,Lysholm 评分<64 分被认为是临床失败的标志[31]。西安大略和麦克马斯特大学骨关节炎指数(WOMAC)也可用于评估膝关节的功能和症状[32]。这一评分系统在一组软骨损伤患者中显示出与 IKDC 的主观膝关节评分表相似的结果,但仍有学者对其在 OA 的背景下进行了大量测试[33]。其他评分,如 HSS 和 Cincinnati 评分,也被用来评估关节软骨损伤治疗的效果。

这些不同的评分系统显示的患者软骨修复手术后的结果也是不同的。Ebert 等比较基质诱导自体软骨细胞移植 5 年后的 KOOS、SF-36、Tegner 和 Lysholm 结果指标[34]。KOOS 中运动和生活质量分值是与患者满意度相关性最好的反应分值。在该患者队列中,Tegner 评分和 SF-36 评分最低。Hambly 和 Griva 在有膝关节软骨修复手术史的患者中比较了 KOOS 和 IKDC[35]。研究发现,在不同患者群体中,IKDC 的主观膝关节评分的结果要好于 KOOS。一般来说,在治疗关节软骨损伤的临床试验中,应该记录和报告 IKDC 的主观膝关节评分。

在评估软骨表面重塑的临床效果时, 除了询问患者的症状和功能外,确定患者的活动水平也很重要。临床上有多种活动量表可用,包括

Tegner 活动评分和 Marx 活动评定量表。Tegner 活动评分为 0~10 级,是对患者的功能水平进行评级,范围从因膝关节损伤导致的残疾到能参加高级别的运动比赛。Marx 活动评定量表包含跑步、修剪、旋转和减速 4 项。软骨修复手术前后对患者活动度进行分级,可以评估手术在恢复患者功能水平上的成功程度。

对于运动员来说,重返赛场和恢复到以前的成绩为选择最佳治疗方案提供了更多要求。Krych 等进行了一项荟萃分析,以评估多种软骨手术的复发率。在 44 项研究的评估中,OAT 的收益率最高,为 92%,而微骨折术的收益率最低, 为 58%,ACI 为 82%,OCA 为 88%。此外,OATS 患者在手术后恢复最快,平均为 5.2 个月,相比之下,微骨折术为 9.1 个月,OCA 为 9.6 个月,ACI 为 11.8 个月。在这项包括 2549 例患者的研究中,总体恢复运动率为 76%。在为运动员提供治疗时,失败的定义可能会变得更加严格,因为恢复患者的比赛能力是首要标准。但许多运动员因为其他各种原因而非术后临床效果不佳退出体育运动, 使得能够真正重返赛场的比率被低估了。

影像学检查

影像学检查可以在软骨修复手术后进行非侵入性和客观地评估。MRI 通常用于临床试验,以提供软骨手术后的活体评估。这种成像方式很有优势,其未使用电离辐射,且有极好的软组织对比度。此外,目前已开发出多种定量成像技术并专门应用于软骨,以评估修复组织的生化和微观结构。

首先,可以用半定量的方法来评估 MR 图像。常用的评分系统是 MR 软骨修复评分(MOCART)。该评分系统具有很好的观察者间一致性,评估内容包括缺损填充、与周围组织的整合、表面完整性、信号强度、软骨下骨状态、粘连的存在和滑膜炎的程度[36]。研究表明,MOCART 评分与 VAS 疼痛评分[37,38]、KOOS[38,39]和 IKDC 评分相关。然而,最近的一项系统性回顾发现 MOCART 与临床结果不一致,这可能是由评分系统的组成部分过多引起的[40]。例如,单纯的缺损填充已被证明与微骨折后的临床结果相关[41,42]。

多个定量成像序列能够探测组织的生化和结构组成。首先,延迟钆增强软骨磁共振成像(dGEMRIC)利用静脉注射钆对比剂来测量软骨中蛋白多糖的含量。首先进行注射前扫描,然后注射造影剂,经过一段时间的锻炼后重新扫描受累的关节。由于钆的负电荷,扫描结果可以直接测量蛋白多糖的含量。OCA 和 ACI 治疗软骨损伤后,dGEMRIC 影像表现与 IKDC、Lysholm 和 KOOS 评分相关[43,44]。

多参数 MR 序列,如 T1rho 和 T2mapping,也可在没有外源性对比的情况下提供关于软骨生化成分的详细信息。T1rho 弛豫时间与组织中蛋白多糖的含量呈正比,并已用于监测软骨修复组织成分的变化[45,46]。T2mapping 提供了有关软骨和修复组织胶原结构的信息[45]。关于 T2mapping 值是否与不同的软骨修复手术后的主观结果评分相关,有很多不同的报道[43,44,47,48]。

影像学参数和临床结果之间的关系还没有完全明确,但这些研究在一定程度上仍可作为软骨修复手术后成败的客观、非侵入性评估指标。在评估修复组织的宏观和微观特性时,MRI 可作为二次观察关节镜和活检的一种替代方法。这些成像技术可在临床功能恶化之前预测软骨修复手术的成败。

结论

目前,仍没有明确的标准定义软骨修复手术后的成败。手术失败可被定义为二次手术、进展为关节置换、术后改善效果不佳、缺乏透明样的修复组织或影像学表现不良的外观等。因此,在设计和报道软骨损伤的临床试验时,应包括对失败的多种定义。早期标准可包括一些指标,如可以预测长期功能的成像参数, 而长期研究可能更多地关注再手术率、达到预先定义的结果评分阈值的能力, 以及转向关节置换术的概率。所有试验都应包括患者报告的结果评估、活动度和满意度评分,以衡量特定程序是否达到了患者预期值。这样,外科医师就可以根据特定的患者目标,更好地建议和提供治疗策略。

(耿宗洁 译 倪明 校)

参考文献

1. Curl WW, Krome J, Gordon ES, Rushing J, Smith BP, Poehling GG. Cartilage injuries: a review of 31,516 knee arthroscopies. Arthroscopy J Arthroscopic Relat Surg. 1997;13:456–60.
2. Hjelle K, Solheim E, Strand T, Muri R, Brittberg M. Articular cartilage defects in 1,000 knee arthroscopies. Arthroscopy J Arthroscopic Relat Surg. 2002;18:730–4.
3. Steadman JR, Briggs KK, Rodrigo JJ, Kocher MS, Gill TJ, Rodkey WG. Outcomes of microfracture for traumatic chondral defects of the knee: average 11-year follow-up. Arthroscopy J Arthroscopic Relat Surg. 2003;19:477–84.
4. Mithoefer K, McAdams T, Williams RJ, Kreuz PC, Mandelbaum BR. Clinical efficacy of the microfracture technique for articular cartilage repair in the knee: an evidence-based systematic analysis. Am J Sports Med. 2009;37:2053–63.
5. Brittberg M, Lindahl A, Nilsson A, Ohlsson C, Isaksson O, Peterson L. Treatment of deep cartilage defects in the knee with autologous chondrocyte transplantation. N Engl J Med. 1994;331:889–95.
6. Kon E, Verdonk P, Condello V, et al. Matrix-assisted autologous chondrocyte transplantation for the repair of cartilage defects of the knee. Am J Sports Med. 2009;37:156S–66S.
7. Gudas R, Kalesinskas RJ, Kimtys V, et al. A prospective randomized clinical study of mosaic osteochondral autologous transplantation versus microfracture for the treatment of osteochondral defects in the knee joint in young athletes. Arthroscopy J Arthroscopic Relat Surg. 2005;21:1066–75.
8. Bugbee WD, Convery FR. Osteochondral allograft transplantation. Clin Sports Med. 1999;18:67–75.
9. Jakobsen RB, Engebretsen L, Slauterbeck JR. An analysis of the quality of cartilage repair studies. J Bone Joint Surg Am. 2005;87:2232–9.
10. Sterett WI, Steadman JR, Huang MJ, Matheny LM, Briggs KK. Chondral resurfacing and high tibial osteotomy in the varus knee: survivorship analysis. Am J Sports Med. 2010;38:1420–4.

11. Bae DK, Song SJ, Yoon KH, Heo DB, Kim TJ. Survival analysis of microfracture in the osteoarthritic knee—minimum 10-year follow-up. Arthroscopy J Arthroscopic Relat Surg. 2013;29:244–50.

12. Pestka JM, Bode G, Salzmann G, Südkamp NP, Niemeyer P. Clinical outcome of autologous chondrocyte implantation for failed microfracture treatment of full-thickness cartilage defects of the knee joint. Am J Sports Med. 2012;40:325–31.

13. Hoemann C, Kandel R, Roberts S, et al. International Cartilage Repair Society (ICRS) recommended guidelines for histological endpoints for cartilage repair studies in animal models and clinical trials. Cartilage. 2011;2:153–72.

14. Gilmore R, Palfrey A. A histological study of human femoral condylar articular cartilage. J Anat. 1987;155:77.

15. Rosenberg L. Chemical basis for the histological use of safranin O in the study of articular cartilage. J Bone Joint Surg Am. 1971;53:69–82.

16. Henderson I, Tuy B, Connell D, Oakes B, Hettwer W. Prospective clinical study of autologous chondrocyte implantation and correlation with MRI at three and 12 months. Bone Joint J. 2003;85:1060–6.

17. Pineda S, Pollack A, Stevenson S, Goldberg V, Caplan A. A semiquantitative scale or histologic grading of articular cartilage repair. Cells Tissues Organs. 1992;143:335–40.

18. O'Driscoll SW, Keeley FW, Salter RB. Durability of regenerated articular cartilage produced by free autogenous periosteal grafts in major full-thickness defects in joint surfaces under the influence of continuous passive motion. A follow-up report at one year. J Bone Joint Surg Am. 1988;70:595–606.

19. Mainil-Varlet P, Aigner T, Brittberg M, et al. Histological assessment of cartilage repair. J Bone Joint Surg Am. 2003;85:45–57.

20. Mainil-Varlet P, Van Damme B, Nesic D, Knutsen G, Kandel R, Roberts S. A new histology scoring system for the assessment of the quality of human cartilage repair: ICRS II. Am J Sports Med. 2010;38:880–90.

21. Brittberg M, Peterson L. Introduction of an articular cartilage classification. ICRS Newsl. 1998;1:5–8.

22. Smith GD, Taylor J, Almqvist KF, et al. Arthroscopic assessment of cartilage repair: a validation study of 2 scoring systems. Arthroscopy J Arthroscopic Relat Surg. 2005;21:1462–7.

23. Van Den Borne M, Raijmakers N, Vanlauwe J, et al. International Cartilage Repair Society (ICRS) and Oswestry macroscopic cartilage evaluation scores validated for use in Autologous Chondrocyte Implantation (ACI) and microfracture. Osteoarthr

Cartil. 2007;15:1397–402.

24. Knutsen G, Drogset JO, Engebretsen L, et al. A randomized trial comparing autologous chondrocyte implantation with microfracture. J Bone Joint Surg. 2007;89:2105–12.

25. Saris DB, Vanlauwe J, Victor J, et al. Characterized chondrocyte implantation results in better structural repair when treating symptomatic cartilage defects of the knee in a randomized controlled trial versus microfracture. Am J Sports Med. 2008;36:235–46.

26. Vanlauwe J, Saris DB, Victor J, Almqvist KF, Bellemans J, Luyten FP. Five-year outcome of characterized chondrocyte implantation versus microfracture for symptomatic cartilage defects of the knee: early treatment matters. Am J Sports Med. 2011;39:2566–74.

27. Gudas R, Gudaitė A, Pocius A, et al. Ten-year follow-up of a prospective, randomized clinical study of mosaic osteochondral autologous transplantation versus microfracture for the treatment of osteochondral defects in the knee joint of athletes. Am J Sports Med. 2012;40:2499–508.

28. Irrgang JJ, Anderson AF, Boland AL, et al. Development and validation of the international knee documentation committee subjective knee form. Am J Sports Med. 2001;29:600–13.

29. Lysholm J, Gillquist J. Evaluation of knee ligament surgery results with special emphasis on use of a scoring scale. Am J Sports Med. 1982;10:150–4.

30. Kocher MS, Steadman JR, Briggs KK, Sterett WI, Hawkins RJ. Reliability, validity, and responsiveness of the Lysholm knee scale for various chondral disorders of the knee. JBJS. 2004;86:1139–45.

31. Knutsen G, Drogset JO, Engebretsen L, et al. A randomized multicenter trial comparing autologous chondrocyte implantation with microfracture: long-term follow-up at 14 to 15 years. J Bone Joint Surg Am. 2016;98:1332–9.

32. McConnell S, Kolopack P, Davis AM. The Western Ontario and McMaster Universities Osteoarthritis Index (WOMAC): a review of its utility and measurement properties. Arthritis Care Res. 2001;45:453–61.

33. Greco NJ, Anderson AF, Mann BJ, et al. Responsiveness of the International Knee Documentation Committee subjective knee form in comparison to the Western Ontario and McMaster Universities Osteoarthritis Index, modified Cincinnati Knee Rating System, and Short Form 36 in patients with focal articular cartilage defects. Am J Sports Med. 2010;38:891–902.

34. Ebert JR, Smith A, Wood DJ, Ackland TR. A comparison of the

responsiveness of 4 commonly used patient-reported outcome instruments at 5 years after matrix-induced autologous chondrocyte implantation. Am J Sports Med. 2013;41:2791–9.

35. Hambly K, Griva K. IKDC or KOOS? which measures symptoms and disabilities most important to postoperative articular cartilage repair patients? Am J Sports Med. 2008;36:1695–704.

36. Marlovits S, Striessnig G, Resinger CT, et al. Definition of pertinent parameters for the evaluation of articular cartilage repair tissue with high-resolution magnetic resonance imaging. Eur J Radiol. 2004;52:310–9.

37. Dhollander A, Huysse W, Verdonk P, et al. MRI evaluation of a new scaffold-based allogenic chondrocyte implantation for cartilage repair. Eur J Radiol. 2010;75:72–81.

38. Marlovits S, Singer P, Zeller P, Mandl I, Haller J, Trattnig S. Magnetic resonance observation of cartilage repair tissue (MOCART) for the evaluation of autologous chondrocyte transplantation: determination of interobserver variability and correlation to clinical outcome after 2 years. Eur J Radiol. 2006;57:16–23.

39. Robertson W, Fick D, Wood D, Linklater J, Zheng M, Ackland T. MRI and clinical evaluation of collagen-covered autologous chondrocyte implantation (CACI) at two years. Knee. 2007;14:117–27.

40. de Windt TS, Welsch GH, Brittberg M, et al. Is magnetic resonance imaging reliable in predicting clinical outcome after articular cartilage repair of the knee? A systematic review and meta-analysis. Am J Sports Med. 2013;41:1695–702.

41. Mithoefer K, Williams RJ, Warren RF, et al. The microfracture technique for the treatment of articular cartilage lesions in the knee. J Bone Joint Surg Am. 2005;87:1911–20.

42. Kreuz PC, Steinwachs MR, Erggelet C, et al. Results after microfracture of full-thickness chondral defects in different compartments in the knee. Osteoarthr Cartil. 2006;14:1119–25.

43. Tadenuma T, Uchio Y, Kumahashi N, et al. Delayed gadolinium-enhanced MRI of cartilage and T2 mapping for evaluation of reparative cartilage-like tissue after autologous chondrocyte implantation associated with Atelocollagen-based scaffold in the knee. Skelet Radiol. 2016;45:1357–63.

44. Brown DS, Durkan MG, Foss EW, Szumowski J, Crawford DC. Temporal in vivo assessment of fresh osteochondral allograft transplants to the distal aspect of the femur by dGEMRIC (delayed gadolinium-enhanced MRI of cartilage) and zonal T2 mapping MRI. J Bone Joint Surg Am. 2014;96:564–72.

45. Li X, Cheng J, Lin K, et al. Quantitative MRI using T1rho and T2 in human osteoarthritic cartilage specimens: correlation with biochemical measurements and histology. Magn Reson Imaging. 2011;29:324–34.
46. Theologis AA, Schairer WW, Carballido-Gamio J, Majumdar S, Li X, Ma CB. Longitudinal analysis of T1p and T2 quantitative MRI of knee cartilage laminar organization following microfracture surgery. Knee. 2012;19:652–7.
47. Domayer S, Kutscha-Lissberg F, Welsch G, et al. T2 mapping in the knee after microfracture at 3.0 T: correlation of global T2 values and clinical outcome–preliminary results. Osteoarthr Cartil. 2008;16:903–8.
48. Jungmann PM, Brucker PU, Baum T, et al. Bilateral cartilage T2 mapping 9 years after mega-OATS implantation at the knee: a quantitative 3T MRI study. Osteoarthr Cartil. 2015;23:2119–28.

第 2 部分

保膝技术病例精髓

第 6 章

偶发性软骨缺损

David R. Christian, Adam J. Beer, Adam B. Yanke

临床病例

病史

患者,男,21 岁,在右膝非接触性扭伤 18 个月后就诊。患者以前无膝关节受伤病史,在这次事件之前也无任何症状。受伤时,患者有负重困难,并在事件发生后 24h 内出现明显肿胀。患者从未接受过正式的评估,但抱怨说在受伤几个月后,其无法重返运动和高水平锻炼。患者否认自受伤以来经历过任何明显的不稳定事件,但报告说其对受伤的膝关节严重缺乏信心。患者主诉上楼梯时前膝疼痛和偶尔肿胀,但无原发性疼痛症状。

体格检查

患者身高 1.8m,体重 78kg,走路非止痛步态。行走或站立时均无冠状面异常。右膝活动范围为-5°~135°,与未受伤的左膝相当。检查时,患

D. R. Christian · A. J. Beer · A. B. Yanke (✉)
Department of Orthopedic Surgery, Rush University Medical
Center, Chicago, IL, USA
e-mail: Adam.yanke@rushortho.com

者有Ⅰ级积液,无内侧关节压痛。韧带检查显示 2B Lachman,后抽屉试验阴性,内翻和外翻应力试验阴性,胫骨外旋试验正常。

影像学检查

右膝 X 线片显示无骨折或脱位,关节间隙良好,无胫股关节炎证据(图 6.1)。患者右膝 MRI 显示 ACL 完全断裂,有完整的 PCL、内侧副韧带(MCL)和外侧副韧带(LCL)。髌股间隔室和外侧间隔室看起来正常。后内侧半月板撕裂看起来是慢性的。股骨内侧后髁有局灶性全层软骨缺损,并伴有软骨下水肿(图 6.2)。

处理

在讨论了风险和益处之后,患者选择在关节镜辅助下利用自体骨–髌腱–骨移植重建 ACL。当时的诊断性关节镜检查显示,中央外侧半月板有一个小的退行性撕裂、慢性后内侧半月板撕裂,以及 ICRS 3 度的 20mm×15mm 股骨内侧髁局灶性软骨缺损(图 6.3)。

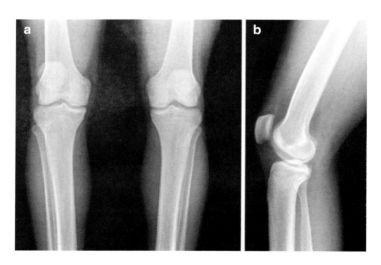

图 6.1 术前 X 线片。(a)站立负重前后位片显示右膝或左膝无骨折或脱位,关节间隙良好,无胫股关节炎迹象。(b)右膝侧位片未见骨折、脱位或骨病理改变。

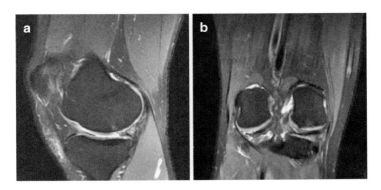

图 6.2 术前 MRI。(a)右膝内侧室的矢状位 T2 加权 MRI 图像显示股骨后内侧髁的全层软骨缺损。(b)患者膝关节后部冠状位 T2 加权 MRI 图像,显示预先处理过的外侧室和股骨后内侧髁的全层局灶性软骨缺损伴软骨下水肿。

外侧半月板撕裂用刨刀轻度清理, 内侧采用半月板切除治疗慢性内侧半月板撕裂。用刨刀将股骨内侧髁部缺损轻轻清理至稳定,以清除松散的软骨碎片。 根据当时情况,决定不进行正式的软骨修复手术。

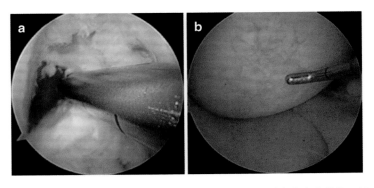

图 6.3 手术图像。(a)术中关节镜图像显示在保护 PCL 的同时对破裂的 ACL 进行清创。(b)关节镜下显示股骨后内侧髁部局灶性软骨缺损 15mm×20mm。

文献回顾与讨论

膝关节软骨缺损在普通人群中很常见，有系列报道称在接受关节镜检查的患者中发病率为 63%[1]。股骨内侧髁的承重部位已被确认为此类缺损最常见的部位，尽管它们也常见于股骨外侧髁和髌股间室[1]。软骨损伤常引起的症状包括局部疼痛、肿胀和功能性残疾。然而，也有许多无症状损伤，只有在高级成像或关节镜检查时才能发现。症状性软骨缺损与冠状排列不良、半月板缺损或软骨下骨病的相关性通常可以从患者的病史或影像学表现中辨认出来。然而，人们对膝关节存在的无症状、偶发病变的自然史了解甚少。

无论是有症状还是无症状，治疗任何软骨缺损的决策过程都是多因素的，必须考虑缺损的特征，如软骨下骨的深度、大小、位置和受累程度，以及患者特有的因素，包括内翻或外翻力线不良、既往软骨手术史，以及伴随的半月板或韧带病理[2]。根据这些因素，软骨缺损本身可以用多种方法成功地治疗，从简单的软骨成形术到更具侵入性的软骨修复方法，包括骨髓刺激、骨软骨移植和基于细胞的治疗。如果没有适当的干预，有症状的病变不太可能改善，但当发现无症状病变时，权衡每种治疗方案的风险和益处至关重要。

治疗症状性软骨病变的各种软骨修复方法的结果已有报道[3-6]，但很少有关于手术时未治疗的无症状软骨病变的结果的研究报道。Shelbourne 及其同事研究了 ACL 重建时未经治疗的关节软骨缺损是否会影响效果[7]。他们将 125 例无症状软骨缺损的 ACL 重建患者清创治疗的结果与对照组软骨完整的 ACL 重建的结果进行了比较。虽然只有约 20% 的患者可以获得最终的随访数据，他们发现软骨完好患者的改良 Noyes 评分明显更高（95.3 分对 94 分），但在膝关节影像学表现上无差异。此外，两组中至少 79% 的患者能够重返运动。尽管这项研究的随访率较低，结果表明，无症状软骨缺损的存在对接受 ACL 重建的患者的预后没有显著影响[7]。

同样,Widuchowski 及其同事将接受 ACL 重建的未经治疗的、无症状的Ⅲ级和Ⅳ级软骨缺损患者与接受 ACL 重建的软骨完整的患者进行了比较[8]。在 15 年的随访中,他们报告,缺陷组和对照组在 IKDC、Lysholm 和 Tegner 评分方面无差异。此外,两组在胫骨前移位或再手术率方面没有差异[8]。与 Shelbourne 及其同事的研究一致,这项研究进一步支持侵入性软骨修复技术不应用于治疗偶发性软骨缺损。

软骨成形术对有症状的软骨缺损患者也有缓解作用。Hubbard 比较了接受关节镜清理或冲洗的有症状股骨内侧髁缺损的患者的结果,发现接受软骨成形术的患者中有 80% 在 1 年随访时没有疼痛,而冲洗组只有 14% 的患者[9]。此外,Scillia 等报道称,67% 的国家橄榄球联盟球员在关节镜下软骨成形术后能够重返赛场,而那些同时经历了微骨折的球员重返赛场的可能性要低 4.4 倍[10]。Messner 和 Maletius 报道了 28 名在膝关节负重方面患有高度软骨损伤的运动员接受关节镜软骨成形术治疗后的长期结果[11]。只有 5 例患者需要进一步手术治疗,21 例患者能够恢复到术前的活动水平[11]。最近,Anderson 等报道了一组在没有并发症的情况下接受软骨成形术治疗有症状的软骨缺损患者[12]。他们的队列在平均 31.5 个月的随访中经历了症状改善,级别较低的病变与患者报告的结果评分的较大改善相关[12]。尤其是髌股软骨病变的患者,在关节镜下清理术后通常症状缓解。Federico 和 Reider 报道了 36 例接受有症状的Ⅱ~Ⅳ级髌骨病变清理术治疗前有膝疼痛的患者的结果[13]。总体而言,他们的队列在最终随访时 Fulkerson-Shea 髌股关节评分有显著改善,除 4 例患者外,其余患者都表示他们受益于该治疗[13]。

当发现偶发性软骨缺损时,重要的是要考虑与更具侵入性的软骨修复相关的其他因素,如等待时间、成本和术后康复。自体软骨细胞植入(ACI)和 OCA 都需要二次手术,因为 ACI 需要时间培养软骨细胞,OCA 需要时间获得同种异体软骨细胞。这给患者带来了额外的全身麻醉和与手术相关的经济负担。微骨折术和 OAT 可以在不进行二次手术的情况下进行,然而,这些手术都有其自身的局限性,需要大量的术后康复。OAT 需要从膝关节的健康区域采集骨软骨,并伴随着供体部位发病的风险,这种风险随着采集数量的增加而增加[14]。微骨折与术后 2 年的预后恶化和术后持续性疼痛的高发生率相关[15]。骨髓刺激也会导致疼痛加重以及骨内骨赘的形成。此外,接受微骨折术或 OAT 治疗的患者被要求在 6 周内不负重, 不适当的康复可能会导致肌肉萎缩和持续僵硬。虽然不是决定性因素,有计划的清创也可以避免术后相关的不确定性。可以说,最糟糕的情况是,临床医师决定在偶发性软骨缺损的手术过程中进行骨髓刺激,但未事先与患者讨论这种可能性以及术后方案的变化。

结论

偶发性软骨缺损造成的困难的临床情况, 通常在评估和治疗并发的病理时被识别出来。关键是要确定患者是否正在经历任何与识别出的缺损相关的疼痛、肿胀或其他症状。甚至可以包括他们在治疗其他相关的病理之前对膝关节进行的检查。如果有症状,可能需要干预,然而,无症状缺损通常保持现状也不会影响患者的预后。对于无症状的软骨病变,在处理并发病变时,建议采用机械清理,以避免不必要的、更具侵入性的干预的后遗症。

(李俊成 译　王征 校)

参考文献

1. Curl WW, Krome J, Gordon ES, Rushing J, Smith BP, Poehling GG. Cartilage injuries: a review of 31,516 knee arthroscopies. Arthroscopy. 1997;13(4):456–60.
2. Oliver-Welsh L, Griffin JW, Meyer MA, Gitelis ME, Cole BJ. Deciding how best to treat cartilage defects. Orthopedics. 2016;39(6):343–50.
3. Frank RM, Lee S, Levy D, Poland S, Smith M, Scalise N, et al. Osteochondral allograft transplantation of the knee: analysis of failures at 5 years. Am J Sports Med. 2017;45(4):864–74.
4. Ebert JR, Smith A, Fallon M, Wood DJ, Ackland TR. Degree

of preoperative subchondral bone edema is not associated with pain and graft outcomes after matrix-induced autologous chondrocyte implantation. Am J Sports Med. 2014;42(11):2689–98.

5. Gobbi A, Karnatzikos G, Kumar A. Long-term results after microfracture treatment for full-thickness knee chondral lesions in athletes. Knee Surg Sports Traumatol Arthrosc. 2014;22(9):1986–96.

6. Gomoll AH, Kang RW, Chen AL, Cole BJ. Triad of cartilage restoration for unicompartmental arthritis treatment in young patients: meniscus allograft transplantation, cartilage repair and osteotomy. J Knee Surg. 2009;22(2):137–41.

7. Shelbourne KD, Jari S, Gray T. Outcome of untreated traumatic articular cartilage defects of the knee: a natural history study. J Bone Joint Surg Am. 2003;85-A(Suppl 2):8–16.

8. Widuchowski W, Widuchowski J, Koczy B, Szyluk K. Untreated asymptomatic deep cartilage lesions associated with anterior cruciate ligament injury: results at 10- and 15-year follow-up. Am J Sports Med. 2009;37(4):688–92.

9. Hubbard MJ. Articular debridement versus washout for degeneration of the medial femoral condyle. A five-year study. J Bone Joint Surg Br. 1996;78(2):217–9.

10. Scillia AJ, Aune KT, Andrachuk JS, Cain EL, Dugas JR, Fleisig GS, et al. Return to play after chondroplasty of the knee in National Football League athletes. Am J Sports Med. 2015;43(3):663–8.

11. Messner K, Maletius W. The long-term prognosis for severe damage to weight-bearing cartilage in the knee: a 14-year clinical and radiographic follow-up in 28 young athletes. Acta Orthop Scand. 1996;67(2):165–8.

12. Anderson DE, Rose MB, Wille AJ, Wiedrick J, Crawford DC. Arthroscopic mechanical chondroplasty of the knee is beneficial for treatment of focal cartilage lesions in the absence of concurrent pathology. Orthop J Sports Med. 2017;5(5):2325967117707213.

13. Federico DJ, Reider B. Results of isolated patellar debridement for patellofemoral pain in patients with normal patellar alignment. Am J Sports Med. 1997;25(5):663–9.

14. Pareek A, Reardon PJ, Maak TG, Levy BA, Stuart MJ, Krych AJ. Long-term outcomes after osteochondral autograft transfer: a systematic review at mean follow-up of 10.2 years. Arthroscopy. 2016;32(6):1174–84.

15. Mithoefer K, McAdams T, Williams RJ, Kreuz PC, Mandelbaum BR. Clinical efficacy of the microfracture technique for articular cartilage repair in the knee: an evidence-based systematic analysis. Am J Sports Med. 2009;37(10):2053–63.

第 7 章

小面积股骨软骨缺损：原发性/骨丢失

Christian Lattermann, Burak Altintas

主诉

膝内侧痛。

现病史

一名 28 岁男性业余篮球运动员，其他方面都很健康，但右膝出现膝内侧持续疼痛症状。患者说在比赛或长时间的工作日之后，会断断续续地感到一些疼痛，但在大约 4 周前的一场比赛中，开始变为彻底疼痛。患者主诉有关节周围疼痛和肿胀，以及在负重过程中沿着膝内侧的疼痛。患者偶尔会感到股四头肌紧张和相关的力量丧失，否认膝关节有

C. Lattermann (✉)
Brigham and Women's Hospital, Harvard Medical School,
Boston, MA, USA
e-mail: clattermann@bwh.harvard.edu

B. Altintas
Steadman Philippon Clinic, Vail, CO, USA

被锁住或不稳定的感觉。采用冰敷、抬高患肢和消炎治疗的保守治疗并不能持久缓解症状。

要点

- 隐匿性发病——软骨损伤通常不会突然出现症状,而是持续一段时间后,在特定事件发生后开始出现症状。
- 反复肿胀和紧绷——这是软骨缺损的警示信号。它会影响活动范围和股四头肌功能。持续 1 年以上的症状会影响所有软骨修复手术的结果。有明确记录的关节内积液患者在明确诊断之前不应接受物理治疗。
- 负重期间的疼痛——这通常在有机械干扰的情况下更为明显,如皮瓣或相关的半月板撕裂。

体格检查

患者体重指数正常,步态无明显异常,下肢解剖力线正常。患者右膝有轻度积液(膝关节不能充分伸直)。无发红或发热。运动范围为 0°~140°,是对称的。关节线上方股骨内侧髁上触诊有压痛。半月板试验为阴性。髌股轨迹良好,髌骨脱位 2/4。韧带检查 Lachman 试验、轴移试验、内翻/外翻应力试验均未见异常。患者直腿抬高试验显示股四头肌良好,未见 VMO 明显萎缩。神经血管检查在正常范围内。

影像学检查

用标准的膝关节 X 线片（AP 和侧位、FWB-AP 和屈曲 30°的 Merchant 视图)进行成像,以排除急性损伤(如切迹或二次骨折)和慢性疾病,如 OCD 和关节间隙狭窄、骨赘或软骨下硬化等可提示有 OA 迹象的表现。在这种情况下,X 线片未显示任何上述病理,且在正常范围内。MTP-2 单腿站立显示中心力线正常。因此,需要 MRI 评估关节软骨、滑膜和韧带(图 7.1)。3T MRI 显示股骨内侧髁部 2cm² 全层软骨缺损、软骨下小水肿和缺损下骨质丢失少。游离体无法辨认。无 OCD 证据,无半月板或韧带受损证据。

技术说明

在关节镜诊断性检查中, 发现股骨内侧髁在伸展负重区内有一个 10mm×20mm 的全层软骨病变(图 7.2)。在确认没有韧带和半月板损伤后,进行微骨折手术(图 7.3a,b)。为此,重要的是选择一个合适的前内侧入路,并借助脊椎穿刺针到达病变部位。软骨缺损应进行清理,以暴露软骨下骨,并切除边缘不稳定的软骨组织。在缺损周围形成稳定的软骨边缘后, 微骨折锥在从近侧前外侧观察口直接可见的情况下通过前内侧口插入,同时注意不损伤健康的软骨。将尖钻靠近缺损的软骨边缘后,形成 3~5mm 深的小孔。重要的是保持尖锥垂直于软骨下骨,以避免打滑。孔之间的距离应约为 3mm。应注意不要将它们放得太近,以避免软骨下骨板的骨折扩展。手术完成后,首先应停止使用止血带(如果使用),并切断液体流入。然后,应在可视下仔细抽吸剩余液体,直到可以看到从微骨折管中流出的血液为止。然后,应在不抽吸的情况下取出关节镜(图 7.3c)。

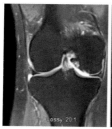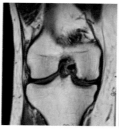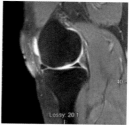

图 7.1 T1 和 T2 冠状/矢状位 MRI 图像显示 MFC 中的小软骨缺损。无明显软骨下水肿。半月板完整。

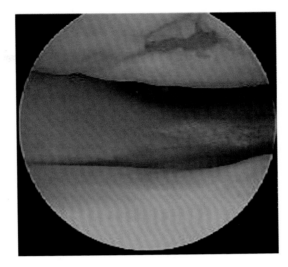

图 7.2　Ⅲb 级(软骨下骨完整的深部病变)股骨内侧髁损伤。

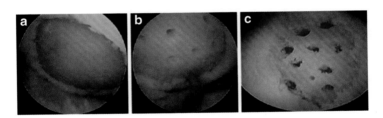

图 7.3　微骨折技术。(a)仔细清除钙化软骨层制备缺损。(b)使用尖锥小心地创建微骨折孔(识别小脂肪球作为足够深度的指示)。(c)止血带放气后充满血的微骨折孔。

术后康复方案

　　手术后,患者遵循 Steadman 等描述的微骨折方案。即患者使用拐杖进行 6 周的非负重活动,然后在接下来的几周内逐渐增加负重。需要 6~8h/d 的持续被动活动,持续 4~6 周。术后应开始加强股四头肌锻炼并进行物理治疗,以减少炎症。

> **要点**
> - 力线对齐在手术决策中起着重要作用,因为力线不良容易导致关节过载。
> - 积液:术后 4 周持续积液,有"酸痛史"者提示软骨损伤。这是一种反应性积液,而不是急性的创伤后积液(通常在 ACL、半月板损伤或髌骨脱位后)。

治疗方案

对于年轻的活动性患者,出现与股骨内侧髁骨丢失和软骨下水肿的症状性软骨病变相关的急性-慢性症状,应考虑以下几个方面。

(1)**关节镜检查分期**:任何有潜在软骨缺损的患者都应接受关节镜检查。这种分期关节镜检查为当前的治疗奠定了基础,并将决定是采用单阶段方案(如微骨折术或 OAT)治疗缺损,还是采用两阶段方案(如 OCA 或基于细胞的程序)治疗缺损。不建议在没有关节镜检查的情况下计划实际的软骨修复技术。

(2)**力线**:力线对齐是制订治疗计划的关键。如果患者有内翻畸形并伴有内侧软骨病变,应进行包括截骨术在内的适当治疗,以纠正主要病因。

(3)**半月板**:半月板病变的存在对患者有指导作用。如果损伤是可修复的,且存在良好的生物愈合潜力,则应尝试对半月板进行一期修复。如果半月板损伤无法挽救,唯一的选择就是明智地部分切除撕裂。患者应被告知如果半月板损伤,需要进行部分半月板切除术,有软骨损伤不完全愈合的较高风险,并会在未来发展为膝骨性关节炎。

(4)**康复**:患者康复的能力和意愿不应被忽视。特别是微骨折术后的有限负重应仔细讨论,不能在术后立即负重。缺乏对负重限制的沟通会导致患者术后严重的困惑和不依从。

病变特点和治疗方案

软骨病变的大小和骨质受累程度是决策的重要因素。关节镜下评估缺损的位置和大小很重要,因为 MRI 可能低估了病变的大小[1]。最近的一项研究表明,术中常用的测量工具低估了缺损的大小,其中 3mm 探头在所有病变位置的测量偏差最大。因此,使用简单的金属直尺或滑动金属直尺工具可以更准确地测量缺损尺寸[2]。这一点非常重要,因为大小决定了治疗选择。

治疗选择

(1)关节镜下清理术和软骨成形术无法帮助治愈,但可以改善患者症状[3]。关于这项技术效果的文献有限。Levy 等经过一年的随访,15 名足球运动员的膝关节在清理前平均损伤面积为 42mm²,清理后平均损伤面积为 112mm²,结果良好[4]。使用单极射频辅助刨刀机械软骨成形术治疗直径为 1.5~3cm 的 III 级软骨病变,与仅使用刨刀相比,在 19 个月后的随访中发现并无功能上的差异[5]。另一项针对股骨内侧软骨缺损约 20mm² 和内侧半月板病变的研究显示,双极射频治疗效果良好。然而,60 例患者中有 18 例需要进行包括膝关节置换手术在内的翻修手术[6]。10 年随访显示, 清理组的翻修手术率为 60%, 而射频软骨成形组为 23.3%,且清理组功能明显下降[7]。因此,对于不适合软骨修复的患者,如高龄、退行性变、高体重指数或不愿遵守术后康复方案的患者,这种疗法是合理的[3]。

(2)微骨折术:对于不累及骨性的股骨髁部小软骨缺损,目前普遍接受的治疗方案是骨髓刺激加微骨折术。Steadman 等在 72 例创伤性全层软骨缺损患者中发现,软骨缺损的平均大小为 2.8cm²。在平均 11 年的随访中,微骨折术后的 Tegner 和 Lysholm 评分有了显著的改善,

SF–36 和 WOMAC 评分也达到了良好甚至优秀[8]。另一项针对 53 名平均缺损面积为 4cm² 的运动员的研究报告了 Lysholm 和 IKDC 评分的改善。然而，作者也注意到，随着时间的推移，体育活动有所减少[9]。Gobbi 等的结果显示，病灶<4cm² 且年龄在 30 岁以下的患者表现出明显更好的功能结果。此外，他们补充说，病变大小是比年龄更重要的预后因素[10]。一项系统回顾显示，微骨折术提供了有效的短期膝关节功能改善，但其长期结果的数据不足[11]。一项较新的分析表明，对于术后需求度较低的患者来说，使用微骨折术治疗小病灶在短期随访中可以获得良好的临床结果。但术后超过 5 年，无论病变大小如何，微骨折术后的治疗失败都是可以预期的[12]。因此，临床上出现了对微骨折技术的改进。支持这项新技术的现有文献很少。最近的一项系统综述显示，早期关于生物佐剂治疗微骨折的文献报道不一，其临床疗效相当且优越，但质量极其有限[13]。需要进一步的研究来显示生物辅助治疗在治疗后的潜在作用。

（3）OAT：Lynch 等的结果显示，OAT 后临床结果改善，复发率高。此外他们认为，OAT 可能更适合于 2~4 年内已知失败风险<2cm² 的病变[14]。另一项分析也与此一致，显示在术后 12.3 年，75% 的患者在临床结果评分和良好的持久性方面有显著改善[15]。对于<3cm² 的病灶，OAT 与微骨折术相比，其中期结果无显著性差异。然而，由于年龄、伤前活动水平、病变位置和大小等患者特定因素的差异，OAT 优于 MFX 的优势不能推广到所有患者群体，因此需要个性化的患者护理[16]。

综上所述，对于股骨髁部 2cm² 大小的软骨损伤，首选的治疗方法仍然是 OAT 或微骨折术。如果有明显的软骨下骨受累（明显软骨下骨板破坏和广泛的骨髓水肿），那么这两项技术治疗效果局限，可能不得不重新考虑作为治疗这些病变的主要措施。未来的研究将确定添加生物制剂是否会导致持久的优越的临床结果。

不同治疗方法的优缺点见表 7.1。

表7.1 不同治疗方法的优缺点

技术	优点	缺点
清理术	易于进行简单的术后康复	无法治愈
微骨折术	易于实现良好的功能结果	严格的术后康复,限制负重和使用 CPM
微骨折术伴扩大	目前只是实验性的	与微骨折术相同,成本增加
骨软骨移植	缺损的解剖重建	有采集部位并发症

(李俊成 译 张雪松 校)

参考文献

1. Gomoll AH, Yoshioka H, Watanabe A, Dunn JC, Minas T. Preoperative measurement of cartilage defects by MRI underestimates lesion size. Cartilage. 2011;2(4):389–93. https://doi.org/10.1177/1947603510397534.

2. Flanigan DC, Carey JL, Brophy RH, et al. Interrater and intra-rater reliability of arthroscopic measurements of articular cartilage defects in the knee. J Bone Jt Surg. 2017;99(12):979–88. https://doi.org/10.2106/JBJS.16.01132.

3. Chilelli BJ, Cole BJ, Farr J, Lattermann C, Gomoll AH. The four most common types of knee cartilage damage encountered in practice: how and why orthopaedic surgeons manage them. Instr Course Lect. 2017;66:507–30. Available at: http://www.ncbi.nlm.nih.gov/pubmed/28594526.

4. Levy AS, Lohnes J, Sculley S, LeCroy M, Garrett W. Chondral delamination of the knee in soccer players. Am J Sports Med. 1996;24(5):634–9. https://doi.org/10.1177/036354659602400512.

5. Barber FA, Iwasko NG. Treatment of grade III femoral chondral lesions: mechanical chondroplasty versus monopolar radiofrequency probe. Arthroscopy. 2006;22(12):1312–7. https://doi.org/10.1016/j.arthro.2006.06.008.

6. Spahn G, Klinger HM, Mückley T, Hofmann GO. Four-year results from a randomized controlled study of knee chondroplasty with concomitant medial meniscectomy: mechanical debridement versus radiofrequency chondroplasty. Arthrosc J Arthrosc Relat Surg. 2010;26(9):S73–80. https://doi.org/10.1016/j.arthro.2010.02.030.

7. Spahn G, Hofmann GO, von Engelhardt LV. Mechanical

debridement versus radiofrequency in knee chondroplasty with concomitant medial meniscectomy: 10-year results from a randomized controlled study. Knee Surg Sport Traumatol Arthrosc. 2016;24(5):1560–8. https://doi.org/10.1007/s00167-015-3810-6.

8. Steadman JR, Briggs KK, Rodrigo JJ, Kocher MS, Gill TJ, Rodkey WG. Outcomes of microfracture for traumatic chondral defects of the knee: Average 11-year follow-up. Arthroscopy. 2003;19(5):477–84. https://doi.org/10.1053/jars.2003.50112.

9. Gobbi A, Nunag P, Malinowski K. Treatment of full thickness chondral lesions of the knee with microfracture in a group of athletes. Knee Surg Sports Traumatol Arthrosc. 2005;13(3):213–21. https://doi.org/10.1007/s00167-004-0499-3.

10. Gobbi A, Karnatzikos G, Kumar A. Long-term results after microfracture treatment for full-thickness knee chondral lesions in athletes. Knee Surg Sport Traumatol Arthrosc. 2014;22(9):1986–96. https://doi.org/10.1007/s00167-013-2676-8.

11. Mithoefer K, Mcadams T, Williams RJ, Kreuz PC, Mandelbaum BR. Clinical efficacy of the microfracture technique for articular cartilage repair in the knee: an evidence-based systematic analysis. Am J Sports Med. 2009;37(10):2053–63. https://doi.org/10.1177/0363546508328414.

12. Goyal D, Keyhani S, Lee EH, Hui JH. Evidence-based status of microfracture technique: a systematic review of level I and II studies. Arthrosc J Arthrosc Relat Surg. 2013;29(9):1579–88. https://doi.org/10.1016/j.arthro.2013.05.027.

13. Arshi A, Fabricant PD, Go DE, Williams RJ, McAllister DR, Jones KJ. Can biologic augmentation improve clinical outcomes following microfracture for symptomatic cartilage defects of the knee? A systematic review. Cartilage. 2017; https://doi.org/10.1177/1947603517746722.

14. Lynch TS, Patel RM, Benedick A, Amin NH, Jones MH, Miniaci A. Systematic review of autogenous osteochondral transplant outcomes. Arthroscopy. 2015;31(4):746–54. https://doi.org/10.1016/j.arthro.2014.11.018.

15. Assenmacher AT, Pareek A, Reardon PJ, Macalena JA, Stuart MJ, Krych AJ. Long-term outcomes after osteochondral allograft: a systematic review at long-term follow-up of 12.3 years. Arthroscopy. 2016;32(10):2160–8. https://doi.org/10.1016/j.arthro.2016.04.020.

16. Pareek A, Reardon PJ, Macalena JA, et al. Osteochondral autograft transfer versus microfracture in the knee: a meta-analysis of prospective comparative studies at midterm. Arthroscopy. 2016;32(10):2118–30. https://doi.org/10.1016/j.arthro.2016.05.038.

第 **8** 章

大面积软骨缺损：原发性/骨丢失

Luis Eduardo Tirico，William Bugbee

原发性骨丢失

临床病例

　　一名 17 岁男性高中足球运动员，有 4 年的右膝前内侧间歇性疼痛史。患者在 3 年前被诊断为 OCD，但未接受任何特殊治疗。患者因 6 个月前再次出现上述症状而就诊。患者症状在休息和避免运动后无明显缓解，同时伴有新发关节肿胀。

　　体格检查发现，患者身高 1.83m，体重 77kg，行走时，右腿轻微外旋，两腿保持中立。右膝有少量积液，并保持运动范围为 –5°~135°。膝关

L. E. Tirico
Knee Surgery Department, Orthopedic and Traumatology Institute,
University of São Paulo Medical School, São Paulo, Brazil
e-mail: luis.tirico@hc.fm.usp.br

W. Bugbee (⊠)
Joint Preservation and Cartilage Repair Service, Medical Direction
of Orthopaedic Research, Division of Orthopaedic Surgery, Scripps
Clinic, La Jolla, CA, USA
e-mail: bugbee.william@scrippshealth.org

节屈曲内旋 60°~20°时内侧疼痛。股骨内髁有轻度压痛。未发现韧带不稳，半月板试验阴性。

　　患者的负重 AP 和侧位片显示股骨内髁外侧有一个放射状圆形病变，约占负重区的 40%。MRI 提示在股骨内侧髁的负重面上发现约 20mm×30mm 的骨软骨损伤（图 8.1 和图 8.2）。关节面出现充满液体的破裂，碎片与骨的界面处有液体。缺损处出现水肿（图 8.3）。

　　患者的病史和影像学表现与膝关节 OCD 的诊断一致。肢体外旋不明显（Wilson 征），但在有症状的病例中，患者在屈膝和内旋时出现前膝疼痛（Wilson 试验）。渗出物的出现通常与膝关节骨软骨损伤有关。在 X 线片上，OCD 股骨内髁的典型位置在 AP 位下是最好的。软骨下骨板的破坏通常出现在侧位，尤其是大的不稳定的病变。MRI 进行检查，可对病变进行彻底的可视化且是治疗计划所必要的。OCD 的非手术治疗通常是治疗首选，而且据报道，其在 50%~94% 的开放性生长板和稳定病变

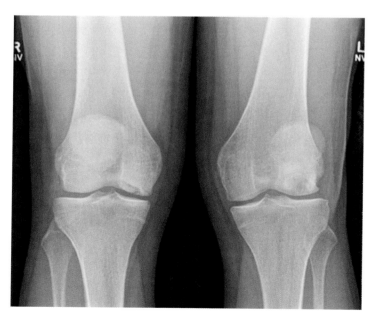

图 8.1　股骨内侧髁放射状圆形病变的术前负重 X 线片。

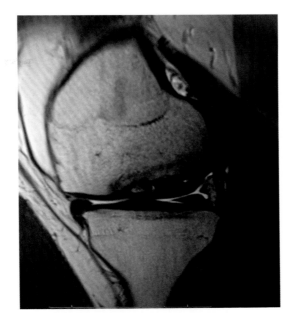

图 8.2 矢状位 T1 MRI 显示股骨内侧髁 OCD 病变。

患者中是成功的[4.9]。当病灶闭合或不稳定或分离时,通常需要手术治疗。在这种情况下,由于病变大小、骨块碎片,以及骨与骨床界面的纤维和囊性成熟,我们选择使用新鲜骨软骨移植。此外,新鲜的骨软骨同种异体骨也是一种治疗选择, 即用成熟的透明软骨和结构性骨成分同时修复骨和软骨成分。由于 OCD 的大多数病变都位于股骨髁部,因此,这种类型的修复最适合采用骨软骨移植技术。

处理

手术过程中,患者仰卧,同侧大腿近端使用止血带。采用腿或脚的固定器将膝关节的位置保持在 70°~120°。标准中线切口,行前内侧 5cm 关节切开术。通过切开脂肪垫和支持带进入关节, 而不破坏半月板前角或损伤关节面。当关节囊和滑膜被切开并小心放置牵开器后,膝关节就

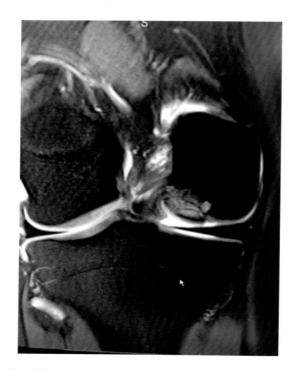

图 8.3 病变的冠状位 T2 MRI 显示碎片与宿主骨界面处有液体,表明缺乏稳定性。缺损层有水肿。

会达到一定程度的屈曲,从而暴露病变位置(图 8.4)。

延长近端或远端的关节切开可能是激活伸肌机制的必要条件。应注意牵引器在切口内的定位,以保护交叉韧带和关节软骨。不稳定碎片应被迅速切除并测量(图 8.5)。然后用探针检查和触诊病灶,以确定范围、边缘和大小(图 8.6)。

只要可行,销钉手术技术是治疗股骨髁部病变的首选方法,一套商业器械可用于这种类型的骨软骨移植(图 8.7)

导丝穿过定位销进入病变中心,垂直于关节面曲率。对软骨表面进行刻痕,用专用铰刀去除剩余关节软骨并切除 3~4mm 软骨下骨。在较

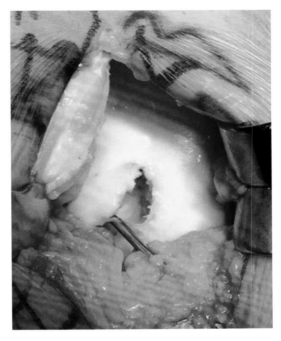

图 8.4　股骨内侧髁骨软骨缺损的关节切开术。神经拉钩抬高骨软骨损伤,显示碎片不稳定。

深的病变中,病理性骨被切除,直到出现健康的出血性骨。一般情况下,切除深度应不超过 8mm。骨移植是为了填补任何更深或更广泛的骨缺损或囊肿,如果受体凹槽和同种异体骨移植塞之间的深度不匹配,骨移植还可进行适应性修改。此时取下导销(图 8.8),在准备好的接收点的四个象限内进行深度测量并记录。

　　在移植物上确定受体位置的相应解剖位置(图 8.9)。将移植物放入移植物固定器中(或交替用持骨钳固定)。移植物放置在适当的位置,再次垂直于关节面,精确匹配用于受者。使用合适尺寸的取芯锯将移植物取芯(图 8.10)。移植物从供体髁上切下并用作一个长塞(图 8.11)。参考从接受者身上测量的深度值,将多余的骨头去掉进行适当修整(图

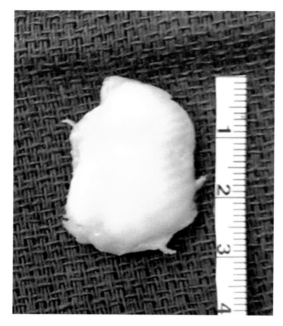

图 8.5　膝关节大块骨软骨缺损。碎片不适合固定。

8.12）。移植物用高压冲洗器大量冲洗，以除去所有骨髓成分。

　　然后用手在适当的旋转方向插入移植物，并用手轻轻地按压到位。为了完全固定移植物，可以小心地使关节通过一定范围的运动，使相对的关节面能够固定移植物。最后，进行非常温和的夯实，以完全固定移植物。一旦移植物固定好，就需决定是否需要额外固定（图 8.13）。通常情况下，使用压合固定时不需要额外的固定类型。然后完全活动膝关节，以确认移植物是稳定的，并且没有任何粘连或软组织阻塞。

结果

　　术后应立即进行全范围运动。术后 4~6 周，患者允许 25% 的负重。然后逐步负重。一旦显示功能完全恢复且放射影像显示愈合（图 8.14），患者可在 4~6 个月内恢复娱乐和体育活动。

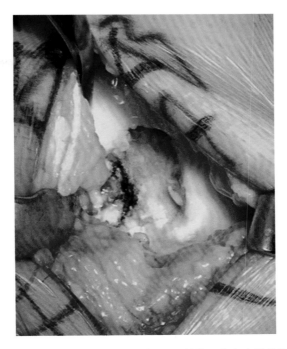

图 8.6　股骨内侧髁外侧骨软骨缺损显示软骨下硬化。病变未累及股骨切迹,是一个典型的发现。

文献回顾

OCD 的发病率为每 10 万例患者 15~30 例，最常见于青少年和年轻人。保守治疗通常被认为是最初的治疗，并且在治疗后 6 个月内通常会出现改善反应,这些反应往往会演变为病变的愈合。保守治疗青少年和内侧型 OCD 比成人患者和外侧部病变有较好的治愈机会[2]。外科手术适用于不稳定的病变或保守治疗失败的有症状患者。微创手术(如钻孔、固定、清理和碎片切除)以及修复手术,如微骨折术、OAT、ACI、OCA和干细胞移植[6]效果也不同。文献[1,3]描述了用微骨折术、ACI 和干细胞

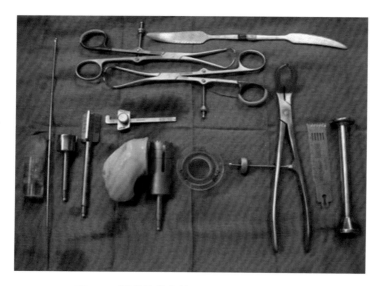

图 8.7 同种异体骨软骨桩技术移植用器械。

移植等表面手术治疗 OCD 的良好结果。然而,深度超过 10mm 的病变需要外科技术来修复软骨下骨。在这种情况下,OAT 可用于<1.5cm² 的病变,而 ACI 夹层技术和骨软骨移植更适合于较大的病变[7,8]。Sadr 等描述了骨软骨移植治疗 OCD 的结果[8]。该研究包括 149 例膝关节,平均随访 6.3 年。从术前到术后随访,临床评分明显改善($P<0.001$),失败率为 8%(12/149),平均失败时间为(6.1±1.3)年。移植物 5 年存活率为 95%,10 年存活率为 93%, 表明骨软骨移植治疗 OCD 是有长期疗效的。Nielson 等[5]研究了因 OCD 接受膝关节 OCA 治疗的患者恢复运动的情况,发现在接受 OCD 治疗的 149 例膝关节中,恢复运动和娱乐的比例为 75%。在另外 25%(37/149 的患者未重返运动或活动) 的患者中,失败原因包括与膝关节有关的问题和生活方式特征。

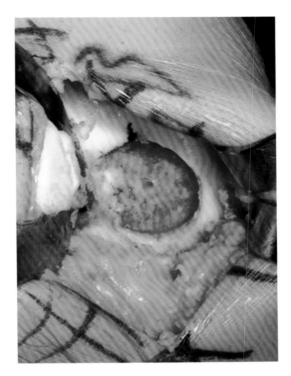

图 8.8　受者与出血的软骨下骨。

临床要点/陷阱

- 骨软骨移植可用于大的骨软骨损伤的原发性软骨修复，或在先前的软骨修复失败后作为修复。骨软骨移植可在解剖学上修复任何解剖表面的大的或复杂的损伤，特别适用于治疗软骨下骨疾病。
- 骨软骨移植具有修复 OCD 引起的骨和软骨成分的优点。
- 准备宿主区域时,骨软骨移植定位技术的导丝要求必须垂直于关节面放置。这是非常重要的,特别是在典型的 OCD 位于股骨内侧

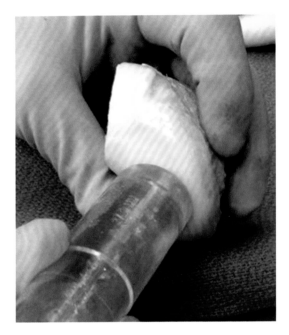

图 8.9 供体髁突的解剖位置和大小匹配。

髁的外侧壁,此时病变中心通常位于斜向髁突负重中心的位置。

- 在找到健康的软骨下骨之前,移植区域的切除深度必须保持在最小。

- 为了降低移植物的免疫原性,可采用骨表面的脉冲灌洗去除骨髓成分。

- 内侧髁病变通常又长又窄,较大的病变可能需要两个移植物。当使用两个移植物时,它们可以彼此相邻或重叠界面中的一小部分。

- 当使用多个移植物时,移植物的方向必须相互会聚,以恢复股骨髁的弯曲面。

- 对于简单的移植物,很少需要辅助固定。

- 由于骨愈合可靠,且移植物的关节面是成熟的透明软骨,可承受全负荷,因此康复简单且通常迅速。

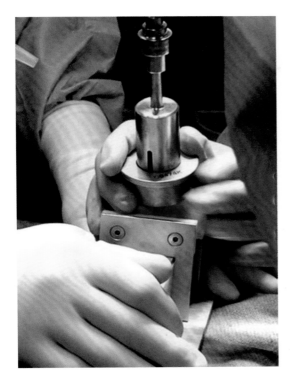

图 8.10　放置在支架中的移植物和用于取出移植物的专用锯。

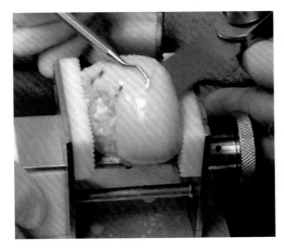

图 8.11　用锯片将供体股骨髁上的移植物切成长塞，与受体髁窝匹配深度后再进行修剪。采用图中器械用来将移植物固定到骨头上，直到切割完成为止。

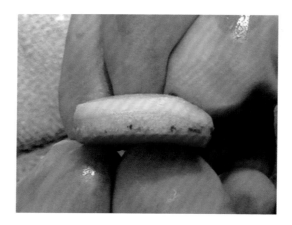

图 8.12　最后调整移植物的深度,以达到在受体窝处恢复软骨下骨所需的最小
骨量。

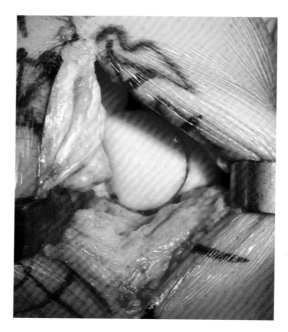

图 8.13　移植修复股骨内侧髁部缺损的最终视图。移植物的位置应与关节面齐平。

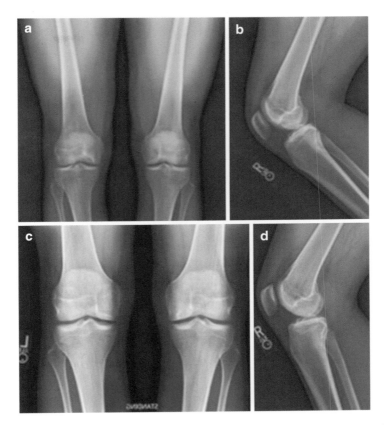

图 8.14　(a)术前 AP 片。(b)术前侧位片。(c)术后 1 年的 AP 片。(d)术后 1 年侧位片。

（李俊成　译　　张国强　校）

参考文献

1. Bentley G, Biant LC, Vijayan S, Macmull S, Skinner JA, Carrington RW. Minimum ten-year results of a prospective randomised study of autologous chondrocyte implantation versus mosaicplasty for symptomatic articular cartilage lesions of the knee. J Bone Joint Surg Br. 2012;94(4):504–9.
2. Hefti F, Beguiristain J, Krauspe R, et al. Osteochondritis disse-

cans: a multicenter study of the European Pediatric Orthopedic Society. J Pediatr Orthop B. 1999;8(4):231–45.

3. Knutsen G, Drogset JO, Engebretsen L, et al. A randomized trial comparing autologous chondrocyte implantation with microfracture. Findings at five years. J Bone Joint Surg Am. 2007;89(10):2105–12.

4. Krause M, Hapfelmeier A, Moller M, Amling M, Bohndorf K, Meenen NM. Healing predictors of stable juvenile osteochondritis dissecans knee lesions after 6 and 12 months of nonoperative treatment. Am J Sports Med. 2013;41(10):2384–91.

5. Nielsen ES, McCauley JC, Pulido PA, Bugbee WD. Return to sport and recreational activity after osteochondral allograft transplantation in the knee. Am J Sports Med. 2017;45:1608–14. https://doi.org/10.1177/0363546517694857.

6. Pascual-Garrido C, Moran CJ, Green DW, Cole BJ. Osteochondritis dissecans of the knee in children and adolescents. Curr Opin Pediatr. 2013;25(1):46–51.

7. Peterson L, Minas T, Brittberg M, Lindahl A. Treatment of osteochondritis dissecans of the knee with autologous chondrocyte transplantation: results at two to ten years. J Bone Joint Surg Am. 2003;85-A Suppl 2:17–24.

8. Sadr KN, Pulido PA, McCauley JC, Bugbee WD. Osteochondral allograft transplantation in patients with osteochondritis dissecans of the knee. Am J Sports Med. 2016;44(11):2870–5.

9. Wall EJ, Vourazeris J, Myer GD, et al. The healing potential of stable juvenile osteochondritis dissecans knee lesions. J Bone Joint Surg Am. 2008;90(12):2655–64.

第 9 章

膝关节剥脱性骨软骨炎

Michael L. Redondo, Adam J. Beer, Adam B. Yanke

临床病例

病史

患者为 15 岁女性网球运动员，有 3 个月的右膝关节前内侧疼痛史，在打网球和走路时有症状。患者说当她不打网球时，她的膝关节大约每天交锁两次。当患者的膝关节交锁时，她会感到疼痛。患者有不稳定的症状，尽管很难预测。患者否认有肿胀或此膝关节的既往病史。

体格检查

患者身高 1.65m，体重 62kg，体重指数约 22kg/m²。患者步态正常，两肢无萎缩或不对称。沿内侧关节线和股骨内侧髁(MFC)有轻至中度触痛。右膝关节未见积液，患者活动范围为–5°~135°。当患者将受影响的患肢保持相对外旋，以避免胫骨与 MFC 损伤之间的接触，即 Wilson 征，则不太明确。

M. L. Redondo · A. J. Beer · A. B. Yanke (✉)
Department of Orthopedic Surgery, Rush University Medical
Center, Chicago, IL, USA
e-mail: adam.yanke@rushortho.com

影像学检查

X 线片显示在 MFC 的侧面具有透光性的开放生长板(图 9.1a)。病变深处出现软骨下硬化。无关节间隙变窄或松动。MRI 显示在 MFC 的侧面有一个 2cm 的 OCD 缺损(图 9.1b)。碎片无移位,但在 T2 上可见深部的液体和邻近的骨髓信号。患者的 ACL、PCL、半月板、股骨外侧髁(LFC)、髌骨和滑车均完好。

处理

考虑到患者的生理状态,建议患者先不负重一段时间。然而,根据病史和影像学表现,患者和家属选择进行关节镜检查和治疗。治疗方案为关节镜下评价关节功能,关节镜下复位内固定与清理。患者被告知如果碎片无法被固定,有可能移除碎片并进行手术。

外科技术

医师用一个 ACL 腿部固定器进行固定,并将手术台的底部放低,

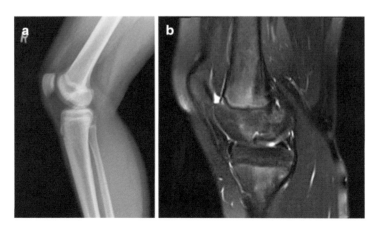

图 9.1 (a)15 岁女性右膝侧位片,显示股骨内髁 OCD 损伤。(b)15 岁男性右膝矢状位 T2 加权像显示股骨髁内侧骨软骨退行性变并伴有不稳定病变。

以便在需要固定时允许过度屈曲。诊断性关节镜检查通过标准步骤进行。髌骨股骨或胫股外侧室未见松动或软骨磨损。患者的胫股内侧关节在 MFC 上显示出预期的 OCD 病变,测量值约为 12mm×16mm(图 9.2)。重要的是,病变可以用探针探测。这不仅有利于确认病变的不稳定方面,而且对于帮助确定碎片边缘都是至关重要的。在这种情况下,最明显的外周裂是中央(朝向切口)以及近端和远端。使用 bankart 剥离器,这两个区域被扩展以形成中间铰链(图 9.3)。这就可以看到碎片下的硬化基底。使用角形刮匙清理软骨下骨,以形成出血面,并去除下面的皮质骨 (图 9.4)。为了在缺损的底部产生骨髓刺激, 使用 45°PowerPick (Arthrex,Naples,Florida)钻取缺损底部(图 9.5)。完成此过程后,检查应显示缺损底部出血。通过经皮穿刺切口, 使用两个空心钢丝来减少碎片,这两个空心钢丝是为了反映无头空心螺钉的位置。在两根钢丝就位的情况下, 使用 Acutrak 标准无头可变压缩螺钉的空心钻钻穿碎片和缺损基底部(图 9.6)。用两个 16mm 标准尺寸的无头螺钉相对于关节面凹陷 2~3mm 以完成固定(图 9.7)。固定后,我们探查了修复部位,以确

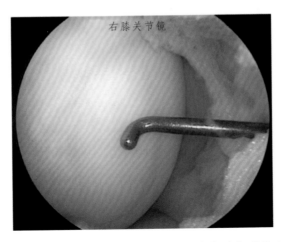

图 9.2　关节镜下 15 岁女性股骨内髁 OCD 损伤的术中照片,约为 12mm×16mm。

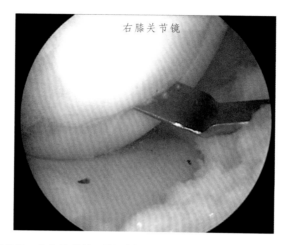

图 9.3　术中关节镜下用剥离器取出 OCD 病变远端的照片。

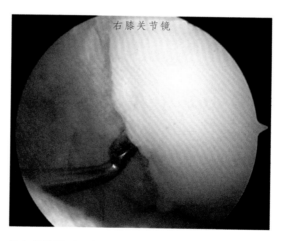

图 9.4　术中关节镜下用角形刮匙清除 OCD 病变的硬化基底的照片。

定固定的稳定性和质量。

　　术后,建议患者停止负重活动,并立即通过持续被动运动(CPM)装置开始运动。术后 2 周,患者开始为期 6 周的物理治疗,提供保护性支

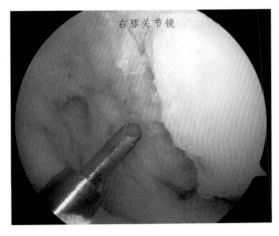

图 9.5　术中使用 PowerPick（Arthrex，Naples，Florida）在 OCD 病变的底部钻入骨髓通道的关节镜照片。

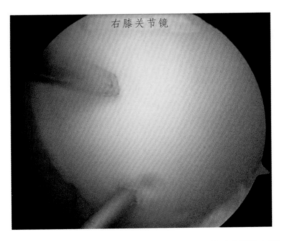

图 9.6　术中右膝关节镜照片，显示导向针插入股骨内侧髁 OCD 病变处。

具和行走限制。在第 6 周时，患者被允许停止使用支具、CPM 和负重限制。在固定前，我们讨论了在手术后 3 个月内常规进行螺钉移除，并且在移除后 2 周，如果稳定性得到保证，可以恢复全部活动。

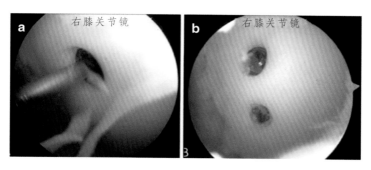

图 9.7　(a)术中右膝关节镜照片,显示无头螺钉置入股骨内侧 OCD 病变。(b)术中右膝关节镜照片,显示两个无头螺钉在股骨内侧髁 OCD 损伤固定后相对于关节面凹陷 2~3mm。

结果

　　关节镜下复位内固定术后 3 个月,患者否认有任何疼痛或肿胀。影像学显示移植物无明显位移(图 9.8)。病变已得到很好的保护,患者能够按照上述方案恢复所有活动(图 9.9)。

文献回顾

患病率和危险因素

　　确切发病率尚不清楚, 但报道的 OCD 发病率为每 10 万例患者 15~29 例[1-4]。据报道,OCD 的发病率在 15 岁时达到高峰,而发展为 OCD 最高发病率的年龄为 12~19 岁[2,5]。一些危险因素与 OCD 有关(表 9.1)。男性、积极参加体育活动的人或非裔美国人的患病风险增加。有趣的是,据报道,男性 OCD 的发病风险会增加约 4 倍,而年轻女性的 OCD 发病率也在上升, 这被认为是由于参加体育运动的女性人数不断增加[5]。解剖上的危险因素,如有盘状外侧半月板或突出的胫骨棘也已被确定[6-8]。

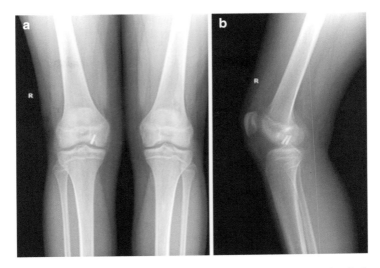

图 9.8 站立前后位(a)和侧位(b)诊断 X 线片,显示移植物无明显位移。

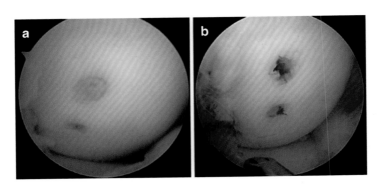

图 9.9 螺钉移除前(a)和移除后(b)的关节镜图像。

OCD 损伤可能发生于脚踝、肘部、肩胛骨、手腕和髋部,但绝大多数 OCD 损害涉及膝关节[7]。在膝关节内,MFC(70%~80%)占 OCD 病变的大多数,其次是 LFC(15%~20%)和髌骨(5%~10%)[4,7,9]。在一项大型多中心研究中,Hefti 等检测了膝内侧室 OCD[10]。据报道,51%的 OCD 患者的 MFC 位于髁突外侧。约有 10%的病例报道有双侧 OCD 损伤[9,11]。

表 9.1　OCD 膝关节病变的危险因素

危险因素
男性
年龄(12~19 岁)
积极的体育运动参与者
非裔美国人
盘状外侧半月板

OCD 是一种常见的膝关节疾病,但其病因尚未被完全阐明。然而,一旦确定, 疾病的 4 个阶段也应确定。分类系统的基础是 X 线片和 MRI,最重要的是关节镜检查结果(表 9.2)。此外,De Smet 等[14]定义了与 OCD 非手术治疗成功相关的 4 个 T2 加权 MRI 标准。无论采用何种分期分类系统,确定病变的稳定性是关键,因为这被广泛认为是选择治疗方式时最突出的决定因素。

临床决策

OCD 的临床表现是可变的, 这在很大程度上取决于病理分期、大小和稳定性。在疾病的早期阶段,OCD 的病变可以是非对称性的,并且常在影像检查中被偶然发现。这种情况的最初症状是可变的、非特异性的和不易定位的。随着疾病进展,患者更容易出现关节积液、不稳定或疼痛的症状。

OCD 在体检时也表现出非特异性。触诊局部压痛是一致的(40%~70%)[7,15]。前髁突疼痛是导致 Wilson 征和回避步态的 MFC 病变的常见表现[16,17]。运动范围在疾病晚期通常是完整的。被动伸展可能受到疼痛、关节松动引起的机械症状和慢性损伤中的股四头肌萎缩的影响[4,15,18]。最后,由于 OCD 的非特异性体格检查,建议排除其他引起膝关节疼痛的结构性原因,如韧带缺失、半月板受累和相关的髋关节病理。

由于 OCD 的非特异性表现和检查,常需要有影像学检查证据。X

表 9.2　MRI 和关节镜下 OCD 病变分期的 Dipaola 和 ICRS 分类

Dipaola	分期	MRI 发现
等[12]	I	完整软骨有信号改变
	II	软骨破裂高信号
	III	骨软骨碎片后面的一个薄的高信号边缘,表明碎片周围有滑液
	IV	病灶中心或关节内的混合或低信号疏松体
ICRS[13]	分期	关节镜发现
	I	稳定的病变,有连续但软化的完整软骨区域
	II	局部不连续但探测时稳定
	III	完全不连续但尚未错位
	IV	脱位的碎片或床内的松散物体
De Smet		T2 加权 MRI 与 OCD 非手术治疗成功的关系
		OCD 病变与下层骨之间至少 5mm 长的高信号线
		均匀信号增加的区域
		直径至少 5mm,病变下方,关节面 5mm 或以上的局灶性缺损
		穿过软骨下板进入病灶的高信号线

线片对于确定病变部位、评估骨骼成熟度和排除其他病理学检查是必不可少的。膝关节 X 线片应包括标准负重前后视图和侧视图。对于怀疑的 MFC 或髌骨损伤,分别考虑屈曲 45°时的前后位和 Merchant 髌骨轴位视图[15]。OCD,特别是晚期病例,可能出现在 X 线片上,以及通过放射线与软骨下骨分离的局限性骨碎片上[7,18]。建议采用对侧膝关节 X 线片,以比较是否存在不对称的骨密度状态、关节间隙变窄和骨化不规则情况等。

与 X 线片相比,MRI 具有更高的敏感性和特异性,这使得 MRI 对 OCD 的鉴别诊断非常有用[16]。MRI 不仅能可靠地区分 OCD 与其他病理或异常骨化,而且能详细描述病变的大小、位置、深度和相关的疏松体。特别是 T2-MRI 有助于鉴别骨水肿、关节软骨表面不稳定或不协调以及软骨下分离[16]。与 MRI 一样,诊断成像是术前计划的重要组成部分,然而关节镜检查仍然是 OCD 病变分期的金标准。

　　患者的病史、检查和影像学结果对膝关节 OCD 的诊断至关重要。OCD 治疗的主要目的是促进骨软骨单元的愈合，并通过恢复关节的协调性来延缓 OA 的进展。OCD 的进一步治疗(图 9.10)主要基于病变稳定性，但考虑了骨骺状态、碎片可回收性和病灶大小。

　　在权衡治疗过程中的选择时，骨骺状态是一个独特的考虑因素。OCD 可分为青少年 OCD(JOCD)和成人 OCD(AOCD)，前者发生在开放的骺板上，后者在骺板封闭后进展。AOCD 可能是新发的，但大多数 AOCD 被认为是未缓解或以前无症状 JOCD 的结果。AOCD 与 JOCD 的预后及处理方法不同。关节软骨表面完整的 JOCD 损伤有治愈的可能，并对非手术、保守治疗作出有效反应[1,7,18]。相反，AOCD 病变可能更不稳定，通常需要手术治疗。

非手术治疗

　　非手术或保守治疗 OCD 通常被推荐用于稳定的病变，尤其是稳定的 JOCD[15]。专家描述了与非手术治疗失败相关的几个因素[18]，但病变分期和稳定性仍然是管理和预后的最终决定因素。无论状态如何，采用非手术入路时，稳定的病变更容易愈合。不稳定的 AOCD 病变几乎肯定需要手术治疗[16]。

　　非手术治疗的基本原理是减少膝关节受伤部位的负荷，以促进自然愈合。这通常是通过活动改善合并疼痛管理来实现的。活动改善包括限制负重、参与体育活动和参与其他高影响活动[15,18]。本质上，临床医师

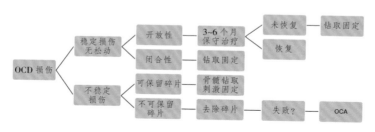

图 9.10　OCD 患者治疗方法决策树。

可以限制不引起症状的活动。对一些患者来说,可以进行非高水平运动以及在日常生活活动中完全不负重。最后,强烈建议使用支具或固定患肢[19]。

作者建议非手术治疗 OCD 主要是针对骨骼发育不全患者的稳定病变。在 6~18 个月时[2,16,18],JOCD 病变自然愈合的可能性预计为 50%~94%。在一项大型、多中心、有 452 例患者的试验中,与骨骼发育成熟的患者相比,那些骨骺板开放的患者对保守治疗的反应明显更好[10]。在平均 33 年的随访中,Linden 报道说,无论采用何种保守治疗方法,经非手术治疗的稳定 JOCD 并未增加退行性关节改变的发生率[20]。然而,其他研究报道显示,被诊断为 JOCD 的患者在年老时有高达 50% 的概率会出现 OA 的影像学证据[19]。然而,与 AOCD 一样,骨骺闭合后出现的 OCD 更可能表现为早发性 OA[19,20]。

外科干预

如前所述,对于未能保守治疗的 OCD 患者,手术选择包括姑息性(碎片切除)、修复性(固定或软骨下钻孔)和恢复性技术(骨髓刺激、ACI、OAT 和骨软骨移植)[7]。手术治疗的适应证是分离的或不稳定的病灶和(或)保守治疗失败的患者,其骨骺闭合或接近闭合(6~12 个月后)[1,3]。目前外科治疗的选择范围很大,没有单一的护理标准。治疗通常是针对患者的,并基于患者的需求和目标,以及生理状态、病变大小、病变稳定性和病变等级。此外,上述关节镜分级方案仍然是手术决策的关键。

尽管没有明确的外科手术指征,手术干预结果通常是积极的。最近,Trinh 等[3]发表了一篇系统综述,包含 30 项研究(Ⅰ~Ⅳ级)和 862 个膝关节。术后平均随访 77 个月,最少随访 24 个月。总的来说,手术治疗 JOCD 的疗效明显优于 AOCD。几乎所有纳入的研究都表明,在短期、中期和长期的随访中,经手术治疗的 JOCD 的临床和影像学有显著改善[3]。此外,在一项研究中,检查了 20 例先前进行过手术的患者,其中 6 例患者预后较差,平均 9 年随访中报道了 5 例失败[21]。此外,无论受试者的骨骼成熟度如何,结果都同样令人失望[21]。

对最近 25 篇文章的回顾表明,最常用的修复稳定病变的技术是关节钻孔[22]。另一项研究表明,年龄是影响 OCD 软骨下钻孔最重要的预后因素,因为高达 100% 的 JOCD 术后 6 周至 2 年内经历了影像学上可见的愈合[19]。相比之下,用 OCD 钻孔修复的 AOCD 病灶显示出较少的影像学愈合和较低的症状转归。这可能是由于更晚期、不稳定病变的患病率更高,自发愈合率降低(5%~50%)[1,23]。

修复性手术的重点是用透明或透明样纤维软骨修复来替换或再生受损的关节软骨。对于 OCD 的治疗,如果由于骨折大小和程度无法固定,或者患者先前的修复手术失败,则会考虑这些技术。软骨修复的方法取决于病变大小、软骨下骨的质量、患者目标和需求等因素。

碎片切除的初始治疗应在一段时间的非手术治疗后进行。如果患者在影像学上无关节间隙变窄、肿胀或疼痛,对病变可不做处理。如果出现症状,可考虑的治疗包括骨髓刺激、OAT 或异体骨软骨移植。当软骨下骨不支持骨髓刺激或患者需要进行更高的体力活动时,OAT 可被认为是治疗小的(<2cm²)OCD 缺损的一线疗法[1,24]。Gudas 等[25]报道了 50 例 OCD 儿童膝关节病变随机接受微骨折术或 OAT 治疗。两组都有良好的短期预后,但接受微骨折术的患者在 ICRS 评分中显示出明显的恶化,41% 的患者出现失败。重要的是,微骨折术组只有 14% 的患者在术后 4.2 年恢复到伤前水平,而 OAT 组为 81%[25]。

大面积 OCD(>2cm²)的治疗方法也可以通过缺损下方软骨下骨的质量和患者的活动需求来评估。ACI 是一种基于细胞的两阶段自体移植技术,它适用于包含软骨缺损(>2cm²)以及无明显骨丢失的情况[15,24]。报道的 ACI 结果是有利的,因为研究详细说明了患者报告的疼痛和功能的显著改善。许多学者回顾了 ACI 治疗 OCD 的疗效,并在 73%~86% 的患者中发现了良好或优秀的结果[26,27]。Peterson 等报道了 58 例因膝关节 OCD 行 ACI 的患者,发现 91% 的患者在术后 2~10 年内有良好或优秀的结果[27]。在骨骺闭合前接受 ACI 治疗的 JOCD 患者中,91% 的患者取得了良好的效果,而在骨骼发育成熟后接受 ACI 治疗的患者中,

77%的患者的早期治疗也取得了良好的效果[27]。

相反,骨软骨移植适用于伴或不伴软骨下骨丢失的较大 OCD 病变, 以及其他修复技术失败的患者。骨软骨移植可同时修复骨软骨缺损。骨软骨移植应被视为一种强有力的治疗选择,特别是对于高需求和病变面积>2cm² 的患者[7]。骨软骨移植的潜在缺点包括移植有效性有限、细胞活性降低、免疫原性和疾病传播[28]。据报道,骨软骨移植在长期随访下提供了良好的临床结果,且患者的报道结果已经证明 90%以上的病例得到了改善[7,29]。应该注意的是,大多数基于细胞移植的治疗OCD病例发生在欧洲,这主要是由于欧洲无骨软骨移植。作者认为针对大多数症状性 OCD 缺损,切除后可用骨软骨移植作为首选治疗方案。

结论

OCD 是一种常见的众所周知的疾病, 但仍有很多需要深入了解。膝关节 OCD 需要及时诊断,以防止病变进展和关节退行性变。在稳定的 JOCD 中,非手术治疗非常有效。手术治疗的适应证是基于病变的稳定性、组织状态和先前治疗的失败。重建关节结构、骨折块稳定和早期活动范围是保存骨软骨碎片的主要目标。是否通过软骨修复手术(骨髓刺激、ACI、OAT 和骨软骨移植)来治疗这种情况主要取决于病变大小、软骨下骨的质量和患者需求, 尽管大多数患者都用骨软骨移植进行了适当的治疗。治疗 AOCD 的总体目标是减轻疼痛,减少机械症状,并防止继发性 OA 的发展。

(李俊成 译　张强 校)

参考文献

1. Pascual-Garrido C, McNickle AG, Cole BJ. Surgical treatment options for osteochondritis dissecans of the knee. Sports Health. 2009;1:326–34.

2. Yang JS, Bogunovic L, Wright RW. Nonoperative treatment of osteochondritis dissecans of the knee. Clin Sports Med. 2014;33:295–304.

3. Trinh TQ, Harris JD, Flanigan DC. Surgical management of juvenile osteochondritis dissecans of the knee. Knee Surg Sports Traumatol Arthrosc Off J ESSKA. 2012;20:2419–29.

4. Kocher MS, Tucker R, Ganley TJ, Flynn JM. Management of osteochondritis dissecans of the knee: current concepts review. Am J Sports Med. 2006;34:1181–91.

5. Kessler JI, Nikizad H, Shea KG, Jacobs JC, Bebchuk JD, Weiss JM. The demographics and epidemiology of osteochondritis dissecans of the knee in children and adolescents. Am J Sports Med. 2014;42:320–6.

6. Jacobs JC, Archibald-Seiffer N, Grimm NL, Carey JL, Shea KG. A review of arthroscopic classification systems for osteochondritis dissecans of the knee. Clin Sports Med. 2014;33:189–97.

7. Erickson BJ, Chalmers PN, Yanke AB, Cole BJ. Surgical management of osteochondritis dissecans of the knee. Curr Rev Musculoskelet Med. 2013;6:102–14.

8. Cavaignac E, Perroncel G, Thépaut M, Vial J, Accadbled F, De Gauzy JS. Relationship between tibial spine size and the occurrence of osteochondritis dissecans: an argument in favour of the impingement theory. Knee Surg Sports Traumatol Arthrosc Off J ESSKA. 2017;25:2442–6.

9. Kon E, Vannini F, Buda R, et al. How to treat osteochondritis dissecans of the knee: surgical techniques and new trends: AAOS exhibit selection. J Bone Joint Surg Am. 2012;94:e1(1–8).

10. Hefti F, Beguiristain J, Krauspe R, et al. Osteochondritis dissecans: a multicenter study of the European pediatric orthopedic society. J Pediatr Orthop B. 1999;8:231–45.

11. Gomoll AH, Flik KR, Hayden JK, Cole BJ, Bush-Joseph CA, Bach BR. Internal fixation of unstable Cahill Type-2C osteochondritis dissecans lesions of the knee in adolescent patients. Orthopedics. 2007;30:487–90.

12. Dipaola JD, Nelson DW, Colville MR. Characterizing osteochondral lesions by magnetic resonance imaging. Arthroscopy. 1991;7:101–4.

13. Brittberg M, Winalski CS. Evaluation of cartilage injuries and repair. J Bone Joint Surg Am. 2003;85-A Suppl 2:58–69.

14. De Smet AA, Ilahi OA, Graf BK. Untreated osteochondritis dissecans of the femoral condyles: prediction of patient outcome using radiographic and MR findings. Skelet Radiol. 1997;26:463–7.

15. Pascual-Garrido　C,　Moran　CJ,　Green　DW,　Cole

BJ. Osteochondritis dissecans of the knee in children and adolescents. Curr Opin Pediatr. 2013;25:46–51.

16. Edmonds EW, Polousky J. A review of knowledge in osteochondritis dissecans: 123 years of minimal evolution from König to the ROCK study group. Clin Orthop Relat Res. 2013;471:1118–26.

17. Shea KG, Jacobs JC, Carey JL, Anderson AF, Oxford JT. Osteochondritis dissecans knee histology studies have variable findings and theories of etiology. Clin Orthop Relat Res. 2013;471:1127–36.

18. Cruz AI, Shea KG, Ganley TJ. Pediatric knee osteochondritis Dissecans lesions. Orthop Clin North Am. 2016;47:763–75.

19. Bruns J, Werner M, Habermann C. Osteochondritis Dissecans: etiology, pathology, and imaging with a special focus on the knee joint. Cartilage. 2018;9:346–62. https://doi.org/10.1177/1947603517715736.

20. Linden B. The incidence of osteochondritis dissecans in the condyles of the femur. Acta Orthop Scand. 1976;47:664–7.

21. Anderson AF, Pagnani MJ. Osteochondritis dissecans of the femoral condyles. Long-term results of excision of the fragment. Am J Sports Med. 1997;25:830–4.

22. Abouassaly M, Peterson D, Salci L, et al. Surgical management of osteochondritis dissecans of the knee in the paediatric population: a systematic review addressing surgical techniques. Knee Surg Sports Traumatol Arthrosc Off J ESSKA. 2014;22:1216–24.

23. Winthrop Z, Pinkowsky G, Hennrikus W. Surgical treatment for osteochondritis dissecans of the knee. Curr Rev Muscoskelet Med. 2015;8:467–75.

24. Richter DL, Schenck RC Jr, Wascher DC, Treme G. Knee articular cartilage repair and restoration techniques: a review of the literature. Sports Health. 2016;8:153–60.

25. Gudas R, Kalesinskas RJ, Kimtys V, et al. A prospective randomized clinical study of mosaic osteochondral autologous transplantation versus microfracture for the treatment of osteochondral defects in the knee joint in young athletes. Arthroscopy. 2005;21:1066–75.

26. Bartlett W, Gooding CR, Carrington RW, Skinner JA, Briggs TW, Bentley G. Autologous chondrocyte implantation at the knee using a bilayer collagen membrane with bone graft. A preliminary report. J Bone Joint Surg Br. 2005;87:330–2.

27. Peterson L, Minas T, Brittberg M, Lindahl A. Treatment of osteochondritis dissecans of the knee with autologous chondrocyte transplantation: results at two to ten years. J Bone Joint Surg Am. 2003;85-A Suppl 2:17–24.

28. Pascual-Garrido C, Friel NA, Kirk SS, et al. Midterm results of

surgical treatment for adult osteochondritis dissecans of the knee. Am J Sports Med. 2009;37(Suppl 1):125S–30S.

29. Sadr KN, Pulido PA, McCauley JC, Bugbee WD. Osteochondral allograft transplantation in patients with osteochondritis dissecans of the knee. Am J Sports Med. 2016;44:2870–5.

第 10 章

半月板切除术后综合征

Trevor R. Gulbrandsen, Katie Freeman, Seth L. Sherman

临床病例:内侧半月板切除术后综合征

患者,女,15 岁,左膝内侧疼痛和活动性肿胀加重 6 个月。最初在 12 岁时,患者出现桶柄状内侧半月板撕裂,采用内外混合进行内侧半月板修复治疗。修复失败后,在膝关节镜下进行了内侧半月板次全切除术。术后患者疼痛和机械症状得到了很好的缓解,能够恢复运动,直到 6 个月前,患者开始出现内侧疼痛(VAS 6~8 分)和与活动相关的肿胀加重。目前,患者认为膝关节只有一半正常。患者晚上有症状,且患有 ADL。由于这些症状,患者不得不停止竞技体操。患者已经尝试相当多的保守治疗,但都失败了,包括 NSAID、泰诺、加压套和减压支具、活动

T. R. Gulbrandsen
Department of Orthopaedic Surgery, University of Iowa Hospitals and Clinics, Iowa City, IA, USA

K. Freeman
Department of Orthopedic Surgery and Rehabilitation, University of Nebraska Medical Center, Omaha, NE, USA

S. L. Sherman (✉)
Department of Orthopaedic Surgery, University of Missouri, Columbia, MO, USA

Missouri Orthopaedic Institute, Columbia, MO, USA

调整和广泛的物理治疗。

体格检查发现,患者的 BMI 为 22kg/m²。患者以两侧中立的姿势站立,步态缓慢而不感到疼痛,双侧下蹲对称,但左侧疼痛,股四头肌张力良好,轻度渗出,内侧室有局灶性压痛,McMurray 阴性,韧带稳定。

负重 AP 和 PA 屈曲侧位视图显示关节间隙无狭窄(图 10.1)。患者骨骼发育成熟。机械轴视图显示中性对齐。MRI 显示内侧半月板缺损,股骨髁内侧有软骨下骨信号病灶。MRI 上未见局灶性软骨缺损 (图 10.2)。

诊断/评估

该患者的临床检查和影像学研究与内侧半月板切除术后综合征一致。患者很可能因半月板缺损而出现过负荷,在内侧间室表现为生物性渗出和疼痛。尽管动态柔韧性和力量得到了优化,但患者仍有持续症状,并影响其睡眠、日常生活和生活质量。在这一点上,外科手术是必要的。患者的问题是单一的内侧半月板缺损,而韧带稳定,无局灶性软骨缺损。患者需要进行挽救性干预,单一内侧半月板移植值得考虑。

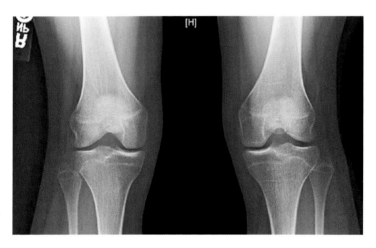

图 10.1 术前负重 X 线片。

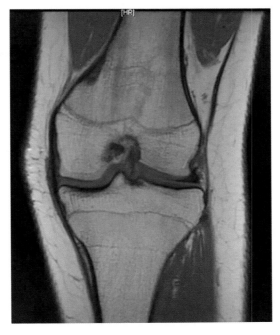

图 10.2 T1 加权冠状位 MRI 显示内侧半月板缺损。

处理

麻醉下检查未发现明显异常,紧接着进行诊断性关节镜检查。髌骨股骨和外侧间室未见异常。术前均行滑膜切除及粘连松解术清除瘢痕组织。关节镜检查证实内侧半月板有缺损(图 10.3)。保留 2~3mm 的健康剩余组织边缘,以修复固有结构。理想情况下,应注意点状出血,以免对白色区域进行修复。MFC 呈 Ⅰ ~ Ⅱ 级变化,MTP 呈 Ⅰ 级软化。无软骨治疗指征,也无使用内侧 MAT 的禁忌证。

深部 MCL 采用一根脊髓穿刺针进行环钻,以改善进入内侧室的情况。使用强力锉刀在股骨 PCL 植入物下方进行反向切口成形术。在内侧半月板解剖性后根插入处,用 FlipCutter 引导器制作一个宽 9.5mm× 10mm 深的套筒,并通过梭形缝合。膝关节深屈,建立前内侧入路。在前

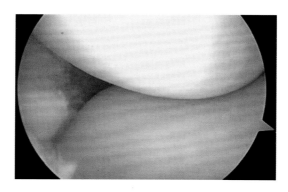

图 10.3　内侧区半月板缺损。

根插入处放置一根 K 形钢丝，并以顺行的方式使用一个外部扩孔器，该扩孔器用于在 ACL 处的正前方和内侧放置一根宽 9.5mm×10mm 深的套筒。ACL 引导用于将梭形缝线从胫骨前窝传递到胫骨前内侧皮质。一种由内而外的技术分别用于半月板中部与前角和后角交界处的梭形缝合。放置套管，所有梭形缝线均通过内侧入口取回(图 10.4)。

同种异体内侧半月板移植采用可连接式扣带系统(TightRope ABS)，进行前、后骨栓的皮质悬吊固定。骨塞宽 9mm，深 3mm。在半月板中部与前角和后角交界处分别缝合。

MAT 被植入关节内。先固定后路骨塞，用悬吊皮质缝线临时固定。

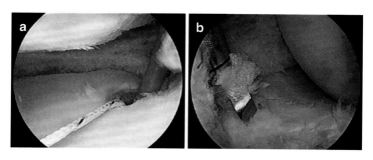

图 10.4　(a)ACL 引导下半月板后隧道梭式缝合(左)。(b)前半月板隧道低断面扩孔术(右)。

后路全部内侧缝线和数条内-外缝线帮助将半月板固定在半月板后部和中部的边缘。然后,将前骨塞固定好(图 10.5)。

最小化移植物失配可以通过将两个骨塞稍微深一点地嵌入来减少,这样半月板就有了精确的吻合。膝关节伸直,经内侧小切口缝合。用推锁固定器将唇带固定在胫骨上,以恢复半月板附着体,并将内外缝线系好。直接可视化显示半月板非常接近边缘, 固定良好。将外侧 PDS 外-内缝线向前放置并绑在囊上。活动膝关节进行一系列运动,以证明内侧 MAT 的稳定性。术后 X 线片如图 10.6。

结果

患者对内侧 MAT 后效果满意。在 3 个月的随访中,患者获得了完整的 ROM,步态恢复正常,有轻微疼痛,用 NSAID 可以缓解。术后 6 个月,患者表示仍有轻微疼痛,但主观评估得分有显著改善,包括 KOOS 为 95.59 分(日常生活)、91.67 分(疼痛)、70 分(运动和娱乐)和 87.5 分(症状)。患者的 Lysholm 膝关节评分量表为 78 分,Marx 评分为 10 分,Tegner 活动量表为 7 分。

临床病例:外侧半月板切除术后综合征

患者为 12 岁女性, 在踢足球损伤后的 1 年内有弥漫性膝关节疼痛、肿胀且无法完全伸展膝关节。患者被诊断为外侧半月板慢性桶柄撕

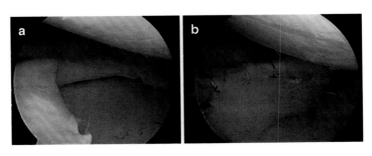

图 10.5　(a)MAT 放置。(b)带内外缝合的 MAT。

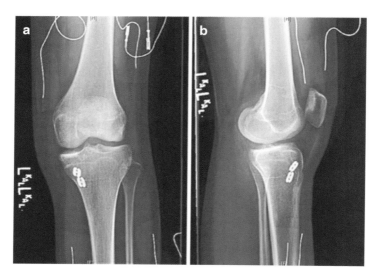

图 10.6　AP(a)和侧视图(b)显示术后内侧 MAT 悬吊皮质固定。

裂,具备关节镜手术指征。不幸的是,半月板无法复位,患者接受了外侧半月板次全切除术。患者的软骨表面在此时是比较原始的。患者有轻微的不对称外翻,半月板切除术后严格监测体征/症状。患者接受了支具、NSAID 和家庭锻炼计划治疗。在关节镜检查后,患者最初得到了改善,但经过几个月的连续随访,出现了进行性外翻畸形,甚至在日常生活能力减退的情况下也出现了以外翻为基础的疼痛和活动性肿胀。

体格检查发现, 患者的 BMI 为 $24kg/m^2$。患者的走路步态无疼痛感,双下肢下蹲对称,有左侧疼痛。患者有不对称外翻,左大于右,其膝关节外侧有少量渗出和压痛,McMurray 阴性,韧带稳定,ROM 正常,远端神经血管完整。

负重 AP、PA 屈曲、侧位和双侧站立机械轴位片显示外侧关节间隙狭窄的不对称外翻(图 10.7)。MRI 显示有少量积液,有迹象表明患者的外侧室软骨表面有轻度颤动,伴股骨头下水肿和早期硬化。外侧半月板缺损(图 10.8)。

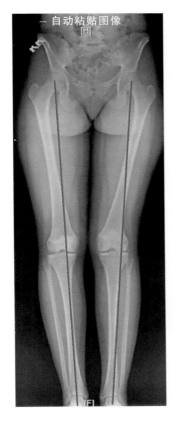

图 10.7　AP 负重视图显示左膝外翻和右膝内翻。

诊断/评估

　　本病例描述了女性外侧半月板次全切除术后的快速进展。一般来说，MAT 是针对有症状的半月板缺损，不建议作为预防措施。然而，外翻伴半月板功能不全的成年女性罕见。从本病例可以看出，患者在关节镜术后几个月有疼痛性肿胀，恢复前仅有短暂的症状缓解。在这段时间内，患者的外翻已经加重，并开始有软骨表面变化和外侧室软骨下水肿。出现这种情况一般预后较差，需要积极的外科治疗。在本病例，患者的问题包括不对称的外翻和外侧半月板缺损。韧带稳定，无明显局灶

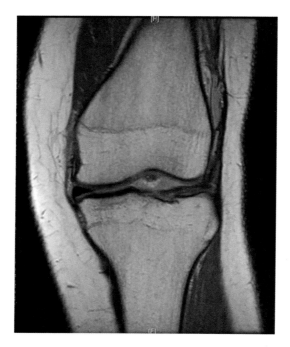

图 10.8   左侧膝关节的 T1 加权冠状位 MRI 显示外侧半月板缺损。

性、全层软骨缺损。可考虑截骨术和外侧 MAT 与分期干预或截骨术后的外侧 MAT/软骨修复。

外侧半月板比内侧半月板覆盖更多的表面。因此,外侧对半月板部分切除或次全切除的变化更为敏感。半月板切除术后,接触压力显著增加,接触面积减少,软骨磨损常迅速发展。鉴于这种情况,外科医师应避免患者在年轻时发生外侧关节炎。

一般来说,考虑到外侧半月板根部的距离较近,外科医师更倾向于在内侧使用 MAT,在外侧使用槽形 MAT。这两种技术都证明了 MAT 可接受的临床结果,并且该技术主要基于外科医师的偏好。在处理时,我们更倾向于采用外侧 MAT,将小骨塞放在解剖窝中,用悬吊皮质固定。尽管根部插入之间的骨桥很小,机械测试表明,在半月板附近的根部插入并没有通道融合。这项技术的优点包括在整个手术过程中可以实现关节镜下的可视化,实时处理移植物不匹配以及无须将半月板"翻转"等。

处理

在与患者和家属仔细讨论后,决定进行阶段性干预。第一阶段将包括关节镜下评估软骨表面,然后进行股骨远端内翻截骨。第二阶段包括侧垫加软骨重建(如有指示)。关节镜下观察到股骨外侧髁和胫骨外侧平台Ⅰ~Ⅱ级软骨改变的进展。内侧和髌股间室保持原来状态。关节镜下实行粘连松解术。

采用标准侧方入路行股骨远端截骨术。利用透视引导,在上髁水平面平行于关节线放置一根导丝。然后将截骨导向器放置在该导丝上,并按照计划的截骨放置两个钉,并通过透视检查进行确认。钝性牵开器放置在股骨骨膜下后部,以保护神经血管结构。截骨用锯子进行,并用截骨刀完成。根据术前模板测量,截骨楔块被用来打开达到所需的矫正,矫正角度为 7.5°。钢板用 4.5mm 皮质螺钉近端固定,6.5mm 松质骨螺钉远端固定。截骨术部位用浸有骨髓穿刺浓缩物(BMAC)的 β-磷酸三钙楔子填充。

患者术后恢复正常,并进行了拍片(图 10.9)。患者自己选择在截骨术后 5 个月进行外侧 MAT 治疗。股骨外侧髁和胫骨外侧平台进展为Ⅱ级软骨病变,但无局灶性、全层软骨损伤,也没有未进行软骨修复的指征。当外侧半月板残余物存在时,将其清理至健康外周 2~3mm 边缘。用 FlipCutter 在外侧半月板后根处制备一个 9.5mm×10mm 的孔。用一条梭形缝线通过。再次使用 FlipCutter 在前根处制造一个 9.5mm×10mm 深的孔,邻近但避开 ACL。穿梭缝线通过。内-外区域特异性套管用于在腘窝裂孔前通过梭形缝合,最后从后外侧切口取出(图 10.10)。

外侧 MAT 放在后桌上。9mm 宽、3mm 深的骨塞通过两端的骨/软组织连接处用纤维环缝合固定。将纤维线缝合在腘裂孔水平的半月板上,以帮助移植物通过。

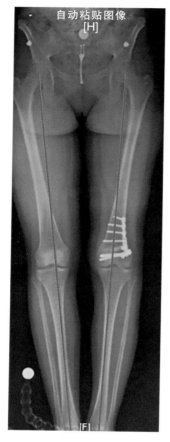

图 10.9   AP 位左膝外翻矫正术后。

放置一根套管,通过套管取出缝线。MAT 放入关节内,根部缝线通过皮质纽扣固定(图 10.11)。

结果

患者术后早期外侧 MAT 恢复良好(图 10.12)。6 个月后,患者完成了物理治疗,此时,其主观评估得分持续提高,包括 KOOS,日常生活 95.59 分,疼痛 86.11 分,运动和娱乐 60 分,以及症状 96.88 分。患者的 Lysholm 膝关节评分是 78 分,无疼痛或肿胀。1 年后,患者完全恢复了

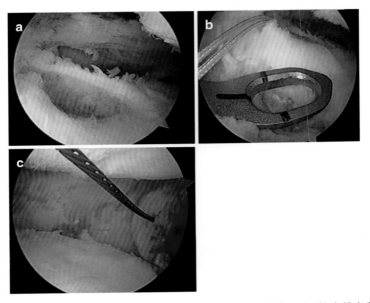

图 10.10　(a)邻近 ACL 的前根处有 9.5mm×10mm 深的套筒。(b)钻头导向装置。(c)纤维丝缝线的放置有助于移植物的通过。

日常生活能力,可以参加低强度的运动。18 个月时,患者股骨远端出现症状,手术治疗后,患者症状得到改善。术后 2 年,患者的日常生活能力恢复正常,能够完全参与低影响的活动,无明显限制。

文献回顾

　　尽管有上述临床症状,与外侧半月板切除术相比,内侧半月板切除术后并发症并不常见。内侧间室凹陷,内侧半月板覆盖胫骨内侧平台的表面积较少。因此,半月板切除术对内侧室的接触面积和接触压力的不利影响较小,并且不太可能导致早期和有症状的半月板切除术后综合征。此外,这些特点也使得与外侧相比,内侧部分软骨破裂的可能性更小,并且在 MAT 时无须同时进行软骨修复。更常见的情况是内侧半月

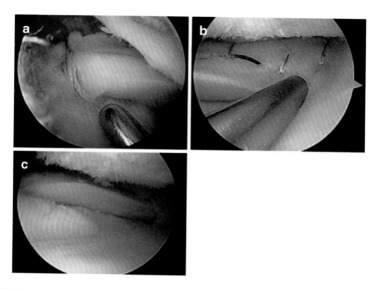

图 10.11 （a）MAT 的放置。（b）混合型全内、外-内半月板修复技术在最后侧向
MAT 放置中的应用。（c）最后侧向 MAT。

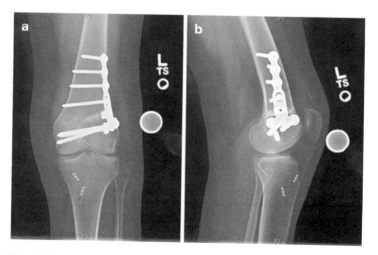

图 10.12 左膝 AP（a）和侧视图（b）显示 DFO 的术后变化和外侧 MAT 悬吊皮质固
定术后的变化。

板缺损与 ACL 重建失败相关,内侧 MAT 常与 ACL 翻修手术一起作为一种联合手术来进行,以提高功能稳定性。

有几种外科技术可用于内侧 MAT,包括仅软组织固定,或联合骨塞或骨槽固定。这些技术的选择可通过文献进行指导,但不是决定性的。最终,所有技术都有良好的报道结果,并且由于技术的复杂性,外科医师应使用最容易使用的技术。要考虑的因素是内侧半月板插入与外侧相比的距离增加,并且在轴平面上以斜向运动。因此,解剖槽技术需要丢失大量的骨储备,还需要破坏至少一部分固有的 ACL。此外,使用骨槽技术组合 ACL 重建/内侧 MAT 可能更具挑战性。然而,槽形技术保留了天然供体-根的关系,而使用骨塞时则不是这样。与技术上最简单的仅软组织 MAT 相比,临床结果相似,但可能导致移植物挤出增加。

一些研究表明,使用骨塞的内侧 MAT 效果良好。Ha 等使用骨塞技术对内侧 MAT 进行了 2 年的随访研究。他们报道平均 IKDC 评分(从60.3 分到 85.4 分,$P<0.05$)和平均 Lysholm 评分(从术前的 68.2 分到术后的 89.7 分,$P<0.05$)有显著改善。此外,他们报道说,100%、83.3% 和94.4% 的患者在 MRI 上分别在前根、后根和半月板边缘愈合。第二次关节镜检查进一步证实了这些发现[1]。

Verdonk 等对 39 个内侧 MAT 和 61 个外侧 MAT 进行了研究,平均随访 7.2 年。使用改良的特殊外科医院(HSS)功能和疼痛评分系统,他们报告了从术前到最终随访时疼痛和功能的显著改善。此外,他们还报道了侧位和内侧移植物 10 年的累积生存率分别为 69.8% 和74.2%[2]。

此外,LaPrade 及其同事进行了一项前瞻性的 2 年随访研究,该研究显示了与外侧和内侧 MAT 相关的显著的主观改善。在这项研究中,19 例患者接受了内侧 MAT 治疗,基线 Cincinnati 评分为 52.3 分。在MAT 后,这些分数提高到 73.2 分($P<0.001$)。这组术前 IKDC 主观评分平均为 51.2 分,术后改善为 68.2 分($P<0.001$)。此外,本研究包括 21 例接受侧方 MAT 治疗的患者。这组患者的 Cincinnati 基线评分为 57.8分。15 例患者随访平均得分 77.9 分($P<0.001$)。所有接受外侧半月板手

术的 21 例患者的基线评分从 57.6 分提高到 76.6 分(*P*<0.001)[3]。

几项研究已经证明骨槽技术是成功的。McCormick 等[4]报道了 172 例患者在平均 59 个月随访和至少 2 年随访中 MAT 的存活情况。只有 8 例患者(4.7%)在最后的随访中需要进行翻修或 TKA。此外,Kaplan-Meier 生存分析显示内侧 MAT 和外侧 MAT 之间没有显著差异。此外,Saltzmann 等[5]报道了与 ACL 重建同时进行的同一 MAT 技术的生存情况。作者报道了 40 例患者(33 例内侧 MAT,7 例外侧 MAT)在平均 5 年随访中的总生存率为 80%,与术前 X 线片相比,关节间隙狭窄无明显增加。

半月板移植术后恢复运动仍有争议。Chalmers 等研究了有半月板缺损和有症状的半月板切除术后综合征的高中以及高水平运动员的骨槽 MAT 结果。对 13 名运动员进行了平均 3.3 年(范围为 1.9~5.7 年)的 MAT 后随访,并对他们恢复到受伤前水平的能力进行了分析。接受 MAT 治疗的运动员中有超过 3/4(77%)的人有明显改善,并能够恢复到他们想要的水平,而其余运动员(23%)需要进一步的手术,包括一次 MAT 修复、一次半月板部分切除和一次半月板修复[6]。

对于半月板切除术后综合征的治疗仍存在争议。一般来说,MAT 适用于有症状的半月板缺损、保守治疗失败、有日常生活活动症状的患者。能够回到运动后的 MAT 应该被认为是锦上添花。半月板缺损的患者往往会发展为 OA,但临床症状与这些发现并不完全相关[7,8]。此外,无明确证据表明半月板同种异体移植延缓了 OA[9]的影像学进展。因此,MAT 目前不适用于无症状患者。随着时间的推移,这些患者应密切关注半月板缺损的主观和客观体征和症状。应密切关注的一种特殊临床情况是女性外翻后外侧半月板切除术。在这种情况下,患者可能会迅速发展为外侧 OA。总的来说,MAT 的主要目标是缓解症状和改善生活质量。MAT 使用的技术各不相同,最终应根据舒适度由治疗医师决定。虽然向 OA 进展的风险仍会增加,有越来越多的证据表明,MAT 为临床改善提供了潜在的软骨保护[10]。

临床要点

- 功能性半月板切除术或半月板次全切除术患者必须得到有效的指导,并定期随访半月板缺损的体征/症状。
- 症状包括疼痛、肿胀和机械症状。
- 在一系列的影像学研究中,症状包括进行性肢体畸形、关节间隙变窄以及软骨或软骨下改变。
- 内侧和外侧间室的形态学差异可预测半月板切除术后综合征的临床差异。
- 内侧隔室更能容忍半月板切除的改变,因为它更凹。外侧间室呈凸形,对半月板切除术的耐受性较差。
- 力线不良增加了半月板切除术后综合征的风险,尤其是半月板次全切除术后外翻的女性。
- 一般不推荐预防性 MAT。半月板缺损预后较差,应考虑早期手术,特别是在外翻的情况下。
- 目前还没有一种 MAT 技术能证明其临床优越性。一般来说,美国的外科医师在内侧使用骨塞 MAT,外侧使用骨槽 MAT。
- 管理患者的期望至关重要。这是一项旨在改善生活质量的补救措施。体育目标是次要的,可能无法实现或被允许。手术效果不会是永久的,患者很可能需要在他们的一生中进行其他手术。

（耿磊 译　任鹏 校）

参考文献

1. Ha JK, Sung JH, Shim JC, Seo JG, Kim JG. Medial meniscus allograft transplantation using a modified bone plug technique: clinical, radiologic, and arthroscopic results. Arthroscopy. 2011;27:944–50.
2. Verdonk PC, Demurie A, Almqvist KF, Veys EM, Verbruggen G, Verdonk R. Transplantation of viable meniscal allograft. Survivorship analysis and clinical outcome of one hundred cases.

J Bone Joint Surg Am. 2005;87(4):715–24.

3. LaPrade RF, Wills NJ, Spiridonov SI, Perkinson S. A prospective outcomes study of meniscal allograft transplantation. Am J Sports Med. 2010;38(9):1804–12.

4. McCormick F, Harris JD, Abrams GD, Hussey KE, Wilson H, Frank R, Gupta AK, Bach BR Jr, Cole BJ. Survival and reoperation rates after meniscal allograft transplantation: analysis of failures for 172 consecutive transplants at a minimum 2-year follow-up. Am J Sports Med. 2014;42(4):892–7.

5. Saltzman BM, Meyer MA, Weber AE, Poland SG, Yanke AB, Cole BJ. Prospective clinical and radiographic outcomes after concomitant anterior cruciate ligament reconstruction and meniscal allograft transplantation at a mean 5-year follow-up. Am J Sports Med. 2017;45(3):550–62.

6. Chalmers PN, Karas V, Sherman SL, Cole BJ. Return to high-level sport after meniscal allograft transplantation. Arthroscopy. 2013;29:539–44.

7. Andersson-Molina H, Karlsson H, Rockborn P. Arthroscopic partial and total meniscectomy: a long-term follow-up study with matched controls. Arthroscopy. 2002;18(2):183–9.

8. McNicholas MJ, Rowley DI, McGurty D, et al. Total meniscectomy in adolescence: a thirty-year follow-up. J Bone Joint Surg Br. 2000;82(2):217–21.

9. Elattar M, Dhollander A, Verdonk R, Almqvist KF, Verdonk P. Twenty-six years of meniscal allograft transplantation: is it still experimental? A meta-analysis of 44 trials. Knee Surg Sports Traumatol Arthrosc. 2011;19(2):147–57.

10. Verdonk PC, Verstraete KL, Almqvist KF, De Cuyper K, Veys EM, Verbruggen G, Verdonk R. Meniscal allograft transplantation: long-term clinical results with radiological and magnetic resonance imaging correlations. Knee Surg Sports Traumatol Arthrosc. 2006;14(8):694–706.

第 **11** 章

髌骨软骨缺损:诊断和治疗

Andreas H. Gomoll, Brian J. Chilelli

临床病例

患者,女,33 岁,表现为右前膝关节慢性疼痛。患者右膝有明显摩擦音,自述疼痛位于髌骨后方,在负重情况下更严重,尤其是上下楼梯时。当行走过多会加重夜间疼痛。患者认为疼痛与明显肿胀相关,她还认为长时间坐着,很难从坐着的位置上站起来。患者给自己的症状评级为 7/10,尝试过冰敷、经皮电刺激神经疗法、物理治疗、皮质类固醇注射和关节腔内注射。患者主诉注射减轻了其症状,但无明显改善。患者今天也来讨论和评估她的右膝 MRI,并对手术很感兴趣。

体格检查

右下肢的评估显示皮肤是温暖、干燥和完整的。左膝关节内有轻度

A. H. Gomoll
Department of Orthopedic Surgery,
Hospital for Special Surgery, New York, NY, USA

B. J. Chilelli (✉)
Northwestern Medicine, Regional Medical Group Orthopaedics,
Warrenville, IL, USA
e-mail: brian.chilelli@nm.org

积液。患者右下肢下蹲时有明显的疼痛和听得见的髌股摩擦音,在右膝髌腱上触诊柔软,但在其他方面触诊不柔软。在 0°和 30°时,患者对内翻和外翻的压力是稳定的。患者韧带完整,有轻微的"J"征。

影像学检查

髌股关节 Merchant 髌骨轴位片显示关节间隙保留,无半脱位或明显倾斜(图 11.1b)。MRI 显示右膝髌骨近端全层软骨丢失伴软骨下囊肿形成(图 11.1a)。滑车未见损伤,无异常增生。ACL、PCL、LCL 和 MCL 均完好无损。

处理

与患者讨论了保守治疗和手术治疗。由于用尽了所有的保守选择,结合病史和 MRI,患者选择进行分期关节镜检查和活检,以便进行MACI。

在诊断性关节镜检查中,患者髌骨有一个大小为 25mm×20mm 的3~4 级软骨损伤(图 11.2a)。髌骨病变位于中央和远端。滑车软骨完好无损。患者膝关节其余部分正常。使用 4mm 刨刀对髌骨病变进行清理,以进行全面可视化(图 11.2b)。软骨成形术完成,直到形成稳定的边缘,

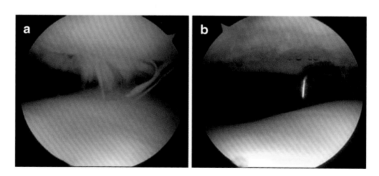

图 11.1　(a)矢状位 MRI PD-FS 序列显示髌骨中近端软骨缺损,伴有轻度软骨下水肿和小囊肿。(b)髌股关节的 Merchant 视图,显示关节间隙良好,未发生半脱位或明显倾斜。

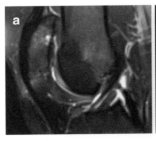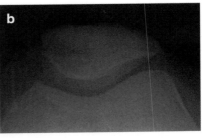

图 11.2 在清理术前(a)和清理术后(b)一例孤立性髌骨软骨缺损的关节镜影像。

无任何松动的软骨瓣部分。

患者表示软骨成形术后症状明显缓解。在关节镜检查 4 个月后,患者的左前膝疼痛、症状和体检结果恢复正常。经过讨论,患者选择继续进行 MACI 和 TTO。

外科技术

患者取仰卧位。麻醉诱导无困难, 于皮肤切口 30min 内给予抗生素。用氯己定按正常无菌方式包扎手术肢体, 放置止血带。确认手术的侧面、部位和类型正确。沿着髌骨中线做一个纵向皮肤切口,然后延伸到外侧支持带,使用电刀进行关节切开。从股外侧下缘到髌腱起始处均行关节切开。完成后,髌骨外翻暴露关节软骨。滑车未发现损伤,但患者有一个大的 3~4 级髌骨缺损, 为 20mm×25mm, 位于中央和远端 (图 11.3a)。使用环形刮匙和生理盐水将缺损完全清理至骨床(图 11.3b)。去除钙化软骨层。在充分准备后,我们把注意力转移到胫骨结节上。

TTO 是通过在胫骨结节和远端单独做一 7cm 的切口。采用 Bovie 电刀切取前筋膜,制作内侧和外侧皮瓣。钝性剥离肌肉组织后,胫骨外侧完全可视。使用设置为 90°的 Arthrex 导向器,通过前皮质进行前后切口。使用 ACL 锯片从外侧到内侧进行切割,并向远端逐渐变细。用截骨刀近端松解后, 在最大高度为 1cm 的楔形物中进行三皮质骨移植,以使骨向前移动。在标准 AO 技术中使用了两个 4.5 螺钉。螺钉为埋头

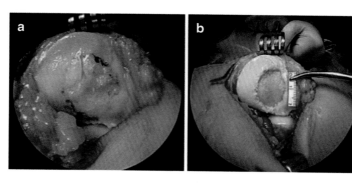

图 11.3　(a)髌骨外翻暴露 3~4 级关节软骨缺损的术中图像。(b)完全清理至骨床的髌骨缺损相同。

螺钉,从外侧到内侧固定。完成后,这一部分得到了大量的灌洗,我们把注意力转移到了病例的 MACI 部分。

切取软骨膜贴片(Geistlich Pharma AG,Switzerland),注射,并用一小瓶培养细胞浸泡。完成后,将被凝血酶浸湿的海绵放在缺损底部,止血带向下,以减少出血。用纤维蛋白胶充分阻止任何额外的点状出血。止血带被重新充气,关节被大量冲洗。补片用 6-0 线缝好。在 50% 的贴片缝合到位后,将纤维蛋白胶置于周围,并在贴片下方注射剩余的 ACI 细胞小瓶。补片的其余部分用 6-0 缝线和纤维蛋白胶固定(图 11.4)。在确认充分黏合后,髌股关节复位。筋膜用 #1Vicryl 缝合,皮下皮肤用 Monocryl 2-0 缝合, 然后用 Prolene 3-0 缝合皮肤。伤口用消毒条、纱布、Kerlix、Ace 绷带、冰敷恢复和加长支架锁定包扎。

术后,建议患者仅进行部分足跟负重活动和完全伸展支撑,并通过 CPM 装置立即开始运动。术后 2 周,患者开始为期 6 周的物理治疗,以及保护性支具和持续的负重限制。在第 6 周时,患者被建议继续进行物理治疗,并允许在耐受的情况下继续负重。

结果

在 MACI 和 TTO 术后 6 个月,患者表示膝关节前疼痛改善,膝关

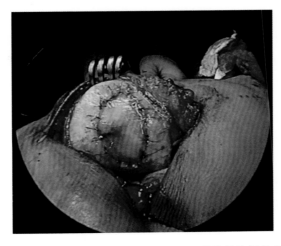

图 11.4　使用软骨膜补片的 MACI 修复孤立髌骨软骨缺损的术中图像。

节前部有轻微咔嗒声,下蹲有轻微困难。患者表示僵硬改善且无积液。体格检查示运动范围为 0/0/125°。未发现渗出或压痛,有轻度髌股骨裂。

病史及临床评价

　　当髌骨软骨损伤患者出现症状性关节炎时, 他们通常会出现膝关节前疼痛,这种疼痛会因活动而加剧。最常见的活动,包括弯腰、跪下、蹲下、跑步、跳跃和爬楼梯,所有这些都涉及加载弯曲的膝关节。后膝关节疼痛可能发生,但大多数人会描述髌骨深处的疼痛,或可能指向髌骨下方的区域。偶尔会出现肿胀,患者可能会由于软骨瓣不稳定而出现卡滞或闭锁。获得完整的病史,包括髌骨不稳(急性或慢性)的问题,对于已知髌骨不稳定的患者区分特定不稳定事件引起的暂时性疼痛和继发于不稳定的软骨缺损引起的疼痛很重要。

　　体格检查从评估患者的步态和检查下肢的协调性开始。可测量 Q

角(髂前上棘至髌骨中心至胫骨结节),升高值(男性>14 岁,女性>17
岁)可能与髌骨畸形或不稳定有关[1]。在这个测试中,髌骨需要位于凹槽
中。髌骨侧向半脱位会导致错误的低 Q 角。应触诊关节,以确定是否有
积液,并评估髌骨移位。在整个运动范围内,应密切注意髌骨的运动轨
迹和活动性。应评估患者的全身韧带松弛以及下肢力线或旋转不良。

影像学检查

获得 X 线片,包括站立前后位、侧位和 45°屈曲后前位视图。这些
图像可用于分析骨折、松动体、关节间隙变窄、骨赘、髌骨高位、髌骨半
脱位和髌骨倾斜。MRI 有助于软骨或骨软骨缺损的诊断和进一步的定
性诊断。确定病变的大小有助于预测预后和辅助手术决策,但 MRI 显
示病变的大小比估计值低 60%[2]。除评估病变特征外,MRI 还可以用来
确定胫骨 TT-TG 距离、滑车发育不良、髌骨高度、软骨下水肿和相关韧
带损伤。最近的一项 MRI 对比研究表明,滑车发育不良和高位髌骨与
髌骨软骨缺损的发生有关[3]。TT-PCL 距离是确定胫骨结节位置的有效
替代方法[4]。此测量值不受膝关节旋转或滑车形状的影响,其值≥24 被
视为异常。当评估软骨下骨缺损时,CT 或 CT 关节造影可能特别有用。

治疗方案

非手术治疗

治疗大多数髌骨软骨缺损的最初方法应侧重于保守治疗。然而,由
于软骨瓣或骨软骨碎片不稳定而出现机械症状的患者可考虑早期手术
治疗。非手术治疗的主要内容包括活动调整、抗炎药物、物理治疗、支具
支撑和注射(可的松或 HA)。物理治疗的重点是加强股四头肌,以提高
髌股生物力学。然而,新的研究证实了一种更全面的物理治疗方法的重
要性,该方法包括核心强化、髋外展肌和外旋肌强化,以及髂胫束拉

伸[5-8]。非手术治疗应尝试 6 周至 6 个月再确定是否成功。

外科治疗

手术治疗适用于那些非手术治疗失败的患者或那些因软骨或骨软骨碎片移位而导致机械症状的患者。在重建 ACL 或半月板手术时发现的髌骨附带软骨损伤不应采用软骨修复治疗，因为尚不清楚该损伤是否有症状或是否会有症状。已知症状性全层缺损的手术选择包括关节镜软骨成形术、软骨/骨软骨碎片切开复位内固定（ORIF）、骨髓刺激、OAT、OCA、ACI 和幼年关节软骨微粒（PJAC）。手术目的是恢复软骨表面的解剖结构，使其尽可能接近自然关节软骨的生物力学特性。附加手术，如外侧松解/延长、MPFL 重建、胫骨和股骨旋转截骨术以及 TTO 可以与软骨修复手术相结合。髌股关节置换术可作为软骨手术失败或不适合软骨修复的患者的挽救手术。手术决策取决于软骨下骨的大小、位置和状态等缺损特征。其他相关条件包括不稳定和力线不良。患者因素在决策过程中也起着至关重要的作用。符合现实期望的患者，且理解术后康复过程的，是理想的患者选择。相对禁忌证包括吸烟者、BMI 增加的患者、不合规的患者以及关节间隙变窄的放射影像学证据（Kellgren-Lawrence Ⅲ~Ⅳ 级）。

骨髓刺激

小的髌骨（<2cm²）全层软骨缺损可考虑骨髓刺激。这项技术最常见的是通过关节镜入路进行，这在技术上可能是一个挑战，要保证仪器垂直于缺损的方向。或者开放性关节切开术可以允许髌骨外翻。遗憾的是，对于用微骨折术治疗的孤立性髌骨软骨缺损的结果研究很少。但有一些结合了股骨和髌股关节的研究，这些研究大多报告了低需求患者小病灶短期内的良好预后，但也承认 2~5 年后会出现临床症状恶化[9-11]。Kreuz 等[12]根据 70 例微骨折术后缺损的位置报道结果，股骨髁 32 例，胫骨 11 例，滑车 16 例，髌骨缺损 11 例。术后 6 个月和 18 个月的结果均良好，但术后 36 个月的结果评分和 MRI 缺损填充情况恶化。此外，

滑车组和髌骨组比股骨髁组有更大的恶化。作者认为 40 岁以下的年轻股骨髁病变患者预后较好。

OAT

OAT 治疗小的髌骨（<2cm²）全层软骨或骨软骨缺损。它用天然透明软骨修复关节面，可用于治疗伴随的软骨下骨异常和（或）缺损。然而，利用捐赠者股骨髁柱很难匹配髌骨的复杂形态，该柱通常具有不同于自然髌骨的透明软骨厚度和结构特性[13,14]。在一项回顾性研究中，33 例患者在接受自体骨软骨移植镶嵌术治疗髌股软骨缺损后平均随访19.3 个月[15]。患者平均年龄为 31 岁，平均病变面积 2.4cm²。结果良好的24 例，普通的 9 例。术前 Lysholm 膝关节评分平均为 51.9 分，术后随访至 85.5 分。在另一项研究中，Nho 等[16]报道了 22 例髌骨缺损患者，平均大小为 1.65cm²。平均随访 28.7 个月，IKDC（47.2~74.4 分）、ADL（60.1~84.7 分）和 SF-36（64.0~79.4 分）明显改善。同样，Astur 等[17]在 OAT 治疗有症状的髌骨缺损后，发现 Lysholm、Kujala、Fulkerson 和 SF-36 评分在统计学上有显著改善。在这项研究中，有 33 例患者随访了 2 年，所有缺陷都<2.5cm²。Bentley 等报道[18]与髌骨软骨损伤成形术相关的高失败率较少令人满意。5 例接受手术的患者平均随访 1.7 年均失败。因此，作者认为髌骨成形术是禁忌的。

OCA

OCA 是治疗髌骨大面积缺损（>4cm²）的理想方法，可用于治疗相关的软骨下骨病变。与 OAT 类似，髌骨复杂结构的匹配在技术上具有挑战性。在最近的一项研究中，27 例平均年龄为 33.7 岁的患者中有 28个膝关节接受了 OCA 治疗，以治疗孤立的全层髌骨软骨缺损[18]。这是一个具有挑战性的患者群体，因为 28 个膝关节中有 26 个（92.9%）先前做过手术（平均 3.2 次手术），平均移植面积为 10.1cm²。5 年和 10 年生存率为 78.1%，15 年生存率为 55.8%。28 个膝关节中有 8 个（28.6%）有失败记录，但在 20 个原位移植膝关节中，89%的患者对结果非常满意或满意。作者的结论是，他们的研究结果低于发表的股骨髁缺损 OCA 治疗的结果。同样,对 19 项研究的系统回顾发现,与治疗胫骨和股骨髁病变相比,OCA 治疗髌股病变后的结果有下降趋势 [19]。Torga Spak 等[20]报道了 14 例新鲜髌股移植(11 例患者)中的高再手术率 (86%,12/14),但研究中的 11 例患者中有 10 例说他们将重复该过程。随访 8 例,10 年以上 4 例,5 年以上 2 例,2 年以上 2 例。在未存活的移植物中,有 3 个存活超过 10 年。

ACI

　　ACI 用于治疗髌骨中等到大的软骨缺损。与 OAT 和 OCA 相比,这一技术使髌骨的自然表面结构更容易匹配。在一项前瞻性研究中,23 例患者中的 25 个膝关节接受 ACI 和胫骨结节前内侧移位术治疗孤立的髌骨关节软骨损伤[21]。患者平均年龄为 31 岁,平均缺损面积为 6.4cm²。在平均 7.6 年的随访中,观察到 IKDC 评分(42.5~75.7 分)、改良 Cincinnati 膝关节系统评分(3~7 分)、Lysholm 评分(40.2~79.3 分)和 SF-12 评分均有显著改善。大多数患者(83%,19/23)认为他们的生存状况良好或优秀。另一项前瞻性研究涉及 38 例 ACI 患者的 39 个髌股缺损(14 个髌骨,18 个滑车,7 个双极),平均随访 37 个月[22]。病变较大(髌骨 5.4cm², 滑车 4.3cm², 双极 8.8cm²),28 例患者有胫骨结节前内侧移位。在最终结果中, 观察到所有结果指标均有显著改善, 包括改良 Cincinnati、Lysholm 和 VAS 评分,第二次关节镜检查发现 22 例患者的修复组织得分中位数为 12 分中的 11 分,采用 ICRS 软骨修复评估。共有 3 例失败,25 例患者接受了后续手术,其中 14 例患者从之前的截骨术中取出了植入物。在最近的长期预测研究中,Kon 等[23]报道了 32 例髌股关节软骨全层病变行基质辅助自体软骨细胞移植(MACT)治疗的病例。最后随访是在第 10 年,包括在第 2 年和第 5 年评估的同一组患者。平均缺损面积 4.45cm²,其中髌骨损伤 20 例,滑车损伤 8 例,多发性髌股损伤 4 例。所有评分(IKDC、EuroQol 视觉模拟量表和 Tegner)在术前 2 年、5 年和 10 年随访时均显示出显著的统计学改善。此外,与 5 年随访相比,末次随访无恶化。作者的结论是,长期结果是令人放心的,因为他们以前的研究表明,短期的改善在中期随访中没有保持,MACT 后 2~5 年的结果恶化[24]。Gomoll 等[25]对 110 例 ACI 治疗髌骨软骨缺损的患者进行了一项大型多中心研究,平均随访 90 个月。患者平均年龄 33 岁,髌骨缺损面积 5.4cm²。将结果评分改善显著(IKDC 40~69 分,改良 Cincinnati 3.2~6.2 分,WOMAC 50.4~28.6 分)的患者作为一组进行记录。重要的是,86% 的患者认为他们的膝关节在最后的随访中是良好或优秀的,92% 的患者说他们会再次接受手术。在另一项研究中,Von Keudell 等[26]对 30 例孤立性髌骨软骨病变接受 ACI 治疗的患者平均随访 7.3 年,83%(25/30)的患者膝关节功能由好到优,13%(4/30)的患者膝关节功能正常,3%(1/30)的患者膝关节功能差。所有结果评分均显著改善。平均病灶大小为 4.7cm²,其中 19 例同期行 TTO。

PJAC

PJAC 是治疗任何大小髌股关节软骨缺损的一种新兴技术。这项技术的优点包括改进了重建复杂髌股面解剖的能力,与 ACI 相似。此外,当对股骨髁病变同时进行 OCA 时,它是容易获得的,因此可用于治疗髌股关节缺损。这项技术为软骨修复手术带来了希望,但迄今为止,很少有结果研究,特别是涉及孤立的髌骨损伤。Tompkins 等[27]随访了 13 例患者,15 个髌骨缺损 (2 个双侧病变) 用 PJAC 治疗(Tompkins,2013)。在平均 28.8 个月的随访中,大多数(11/15,73%)膝关节在 MRI 评估的基础上发现软骨修复正常或接近正常, 平均缺损填充率为 89%。在最后的随访中记录良好的结果评分(IKDC、VAS、KOOS、Tegner 和 Kujala)。有症状的移植物需要再次手术的有 3 例,麻醉下进行膝关节操作的有 2 例。

并行手术(截骨术、软组织稳定术)

TTO 可单独或联合其他手术治疗髌骨不稳和髌股软骨病变。最常见的技术,如 Fulkerson[28]所述,涉及胫骨结节的前内移位。外侧髌骨与滑车损伤最有可能受益,因为生物力学研究表明,在这个手术后髌股外侧接触压力降低,而内侧、近端和弥漫性损伤不太可能有好的结果[29,30]。由于结合这些手术后的增益结果,联合截骨术和软骨修复术已获得广泛的应用。一项由 11 项研究组成的系统性综述发现,与单纯 ACI 相比,ACI 联合截骨术的受试者在多个临床结果方面有显著改善[31]。Gillogly 等[21]在 ACI 和 TTO 后平均 7.6 年,83%的患者(23 例中的 19 例)取得了良好到非常好的结果。在 62 例患者的队列中,Pascual-Garrido 等[32]发现与脱位的 ACI 患者相比,ACI 合并前内旋透析的患者预后更好。相反,在最近的一项大型多中心研究中,在髌股关节 ACI 时接受和不接受 TTO 治疗的患者没有观察到显著差异[25]。作者的结论是,由于患者群体中大多数是全髌骨损伤,因此这导致了 TTO 后的效果比其他仅外侧损伤的患者要小。然而,他们强调,TTO 是指将一个不正常的生物力学环境正常化。在治疗与复发性髌骨不稳定相关的髌骨软骨缺损时,应考虑其他步骤,如 MPFL 重建。Siebold 等[33]采用 MPFL 重建联合 ACI 治疗 10 例。所有患者均有两次或两次以上髌骨脱位史,髌骨软骨全层损伤平均 7.2cm²。所有患者均报道髌骨稳定,平均随访 2 年无不稳定。所有患者的主观和客观评分均得到改善, 术后 MRI 显示80%的病灶缺损完全被填补。

结论

由于髌股关节复杂的生物力学环境, 髌骨软骨缺损的治疗具有挑战性。在制订手术计划时,应仔细考虑病变特征和患者因素。相关因素,如力线不良和不稳定,可通过相应的方法加以解决。小的软骨病变(<2cm²)可以用 OAT 和 PJAC 成功治疗,而大的病变(2~4cm²)最好用 ACI 或 OCA 治疗。有相互矛盾的证据可以支持或反对骨髓刺激。软骨下骨丢失(6~10mm)最好用 OAT 或 OCA 治疗。

(路宽　译　冀全博　校)

参考文献

1. Mihalko WM, Boachie-Adjei Y, Spang JT, et al. Controversies and techniques in the surgical management of patellofemoral arthritis. Instr Course Lect. 2008;57:365–80.
2. Gomoll AH, Yoshioka H, Watanabe A, et al. Preoperative measurement of cartilage defects by MRI underestimates lesion size. Cartilage. 2011;2(4):389–93.
3. Mehl J, Feucht MJ, Bode G, et al. Association between patellar cartilage defects and patellofemoral geometry: a matched-pair MRI comparison of patients with and without isolated patellar cartilage defects. Knee Surg Sports Traumatol Arthrosc. 2016;24:838–46.
4. Seitlinger G, Scheurecker G, Hogler R, Labey L, Innocenti B, Hofmann S. Tibial tubercle-posterior cruciate ligament distance: a new measurement to define the position of the tibial tubercle in patients with patellar dislocation. Am J Sports Med. 2012;40(5):1119–25.
5. Chevidikunnan MF, Saif AA, Gaowgzeh RA, et al. Effectiveness of core muscle strengthening for improving pain and dynamic balance among female patients with patellofemoral pain syndrome. J Phys Ther Sci. 2016;28:1518–23.
6. Santos TR, Oliveira BA, Ocarino JM, et al. Effectiveness of hip muscle strengthening in patellofemoral pain syndrome patients: a systematic review. Phys Ther. 2015;19:167–76.
7. Alba-Martín P, Gallego-Izquierdo T, Plaza-Manzano G, et al. Effectiveness of therapeutic physical exercise in the treatment of patellofemoral pain syndrome: a systematic review. J Phys Ther Sci. 2015;27:2387–90.
8. Peng HT, Song CY. Predictors of treatment response to strengthening and stretching exercises for patellofemoral pain: an examination of patellar alignment. Knee. 2015;22:494–8.
9. Goyal D, Keyhani S, Lee EH, Hui JH. Evidence-based status of microfracture technique: a systematic review of level I and II studies. Arthroscopy. 2013;29(9):1579–88.
10. Gobbi A, Karnatzikos G, Kumar A. Long-term results after microfracture treatment for full-thickness knee chondral lesions in athletes. Knee Surg Traumatol Arthrosc. 2014;22:1986–96.
11. Mithoefer K, McAdams T, Williams RJ, et al. Clinical efficacy of the microfracture technique for articular cartilage repair in the knee: An evidence-based systematic analysis. Am J Sports Med.

2009;37:2053–63.

12. Kreuz PC, Steinwachs MR, Erggelet C, et al. Results after microfracture of full-thickness chondral defects in different compartments in the knee. Osteoarthr Cartil. 2006;14:1119–25.

13. Gomoll AH, Minas T, Farr J, et al. Treatment of chondral defects in the patellofemoral joint. J Knee Surg. 2006;19(4):285–95.

14. Bentley G, Biant LC, Carrington RW, et al. A prospective, randomized comparison of autologous chondrocyte implantation versus mosaic- plasty for osteochondral defects in the knee. J Bone Joint Surg (Br). 2003;85(2):223–30.

15. Emre TY, Atbasi Z, Demircioglu DT, et al. Autologous osteochondral transplantation (mosaicplasty) in articular cartilage defects of the patellofemoral joint: retrospective analysis of 33 cases. Musculoskelet Surg. 2016.

16. Nho SJ, Foo LF, Green DM, Shindle MK, Warren RF, Wickiewicz TL, Potter HG, Williams RJ. Evaluation of patellar resurfacing with press-fit osteochondral autograft plugs. Am J Sports Med. 2008;36(6):1101–9.

17. Astur DC, Arliani GG, Binz M, et al. Autologous osteochondral transplantation for treating patellar chondral injuries. J Bone Joint Surg. 2014;96:816–23.

18. Gracitelli GC, Meric G, Pulido PA, Gorz S, De Young AJ, Bugbee WD. Fresh osteochondral allograft transplantation for isolated patellar cartilage injury. Am J Sports Med. 2015;43(4):879–84.

19. Chahal J, Gross AE, Gross C, et al. Outcomes of osteochondral allograft transplantation in the knee: systematic review. Arthroscopy. 2013;29(3):575–88.

20. Torga Spak R, Teitge RA. Fresh osteochondral allografts for patellofemoral arthritis: long-term followup. Clin Orthop Relat Res. 2006;444:193–200.

21. Gillogly SD, Arnold RM. Autologous chondrocyte implantation and anteromedialization for isolated patellar articular cartilage lesions: 5-to11-year follow-up. Am J Sports Med. 2014;42(4):912–20.

22. Farr J. Autologous chondrocyte implantation improves patellofemoral cartilage treatment outcomes. Clin Orthop Relat Res. 2007;463:187–94.

23. Kon E, Filardo G, Gobbi A, et al. Long-term results after hyaluronan-based MACT for the treatment of cartilage lesions of the patellofemoral joint. Am J Sports Med. 2016;44(3):602–8.

24. Gobbi A, Kon E, Berruto M, et al. Patellofemoral full-thickness chondral defects treated with second-generation autologous chondrocyte implantation: results at 5 years' follow-up. Am J Sports Med. 2009;37(6):1083–92.

25. Gomoll AH, Gillogly SD, Cole BJ, et al. Autologous chondrocyte implantation in the patella: a multicenter experience. Am J Sports Med. 2014;42(5):1074–81.
26. Von Keudell A, Han R, Bryant T, et al. Autologous chondrocyte implantation to isolated patella cartilage defects: two- to 15-year follow-up. Cartilage. 2016;8(2):146–54.
27. Tompkins M, Hamann JC, Diduch DR, Bonner KF, Hart JM, Gwathmey FW, Milewski MD, Gaskin CM. Preliminary results of a novel single-stage cartilage restoration technique: particulated juvenile articular cartilage allograft for chondral defects of the patella. Arthroscopy. 2013;29(10):1661–70.
28. Fulkerson J, Becker G, Meaney J, Miranda M, Folcik M. Anteromedial tibial tubercle transfer without bone graft. Am J Sports Med. 1990;18(5):490–7.
29. Beck PR, Thomas AL, Farr J, Lewis PB, Cole BJ. Trochlear contact pressures after anteromedialization of the tibial tubercle. Am J Sports Med. 2005;33:1710–5.
30. Stephen JM, Lumpaopong P, Dodds AL, Williams A, Amis AA. The effect of tibial tuberosity medialization and lateralization on patellofemoral joint kinematics, contact mechanics, and stability. Am J Sports Med. 2015;43(1):186–94.
31. Trinh TQ, Harris JD, Siston RA, et al. Improved outcomes with combined autologous chondrocyte implantation and patellofe- moral osteotomy versus isolated autologous chondrocyte implanta- tion. Arthroscopy. 2013;29(3):566–74.
32. Pascual-Garrido C, Slabaugh MA, L'Heureux DR, et al. Recommendations and treatment outcomes for patellofemoral articular cartilage defects with autologous chondrocyte implantation: pro- spective evaluation at average 4-year follow-up. Am J Sports Med. 2009;37(Suppl 1):33S–41S.
33. Siebold R, Karidakis G, Fernandez F. Clinical outcome after medial ptellofemoral ligament reonstruction and autologous chondrocyte implantation following recurrent patella dislocation. Knee Surg Traumatol Arthrosc. 2014;22:2477–83.

第 12 章

膝关节双极软骨病变

Brian Waterman, Annabelle Davey, Michael L. Redondo, Brian J. Cole

引言

膝关节双极(胫骨侧和股骨侧)软骨同时缺损也被称为"kissing 损伤",在非关节炎性膝关节中不常见。在已发表的文献中,双极病变通常被不恰当地分为广泛性 OA[1]或多个孤立性病变[2],因此很难确定确切的发病率,报道的发病率为 9%~18%。在 1020 例膝关节镜下治疗症状性软骨病变患者(61% 为男性;平均年龄 37.6 岁)的多中心研究中,95 例(9.3%)双极软骨病变被确诊[3]。在这 95 例中,27 例(28%)为髌股关节,57 例(60%)累及胫股内侧关节,11 例(12%)累及外侧间室[3]。在另一项对 1000 例接受膝关节镜检查(59% 为男性;平均年龄 47 岁)的患

B. Waterman
Wake Forest School of Medicine, Winton-Salem, NC, USA

A. Davey
University of Vermont, College of Medicine, Burlington, VT, USA

M. L. Redondo · B. J. Cole (✉)
Department of Orthopedic Surgery,
Rush University Medical Center, Chicago, IL, USA
e-mail: brian.cole@rushortho.com

者进行的研究中,57%的关节镜检查显示软骨或骨软骨病变,103 例患者(10%)发现双极病变[4]。双极病变的患者更容易出现退行性或无痛性发作[3]。此外,患者可能出现更大程度的功能障碍[3]。Solheim 等报道称,平均 Lysholm 评分不受病变位置、病变数目或病变总面积的显著影响,但双极病变患者的平均 Lysholm 评分明显低于孤立病变患者[4]。

双极病变在较年轻和较活跃的患者中非常普遍,但对于多次软骨修复或表面重建手术来说,双极病变通常是相对禁忌证[5]。然而,在治疗过程中,随着退行性变的进一步发展,可能会增加翻修手术或二期关节成形术的风险[6]。由于这种情况,软骨修复也在不断探索。这些治疗通常伴随着辅助性手段,以解决相关的病理问题,纠正潜在的冠状或旋转失调,以及脱负荷治疗的软骨缺损。Spahn 等报道称,骨力线不良与胫股内侧关节(87.8%)、胫股外侧关节(57.2%)和髌股关节(15.8%)的双极病变的发生有显著相关性[3]。此外,力线不良可能导致关节炎进展速度加快[7,8]。此外,半月板手术通常是针对胫股病变的患者。Spahn 等报道显示内侧胫股损伤组(57.1%)合并半月板撕裂的发生率明显高于髌股损伤组(16.9%)[3]。值得注意的是,半月板移植(MAT)和软骨修复(OCA,ACI)联合应用于生物性膝关节重建术在中期随访中显示出良好的前景[9,10]。然而,在一项长期随访研究中,7 例双极病变患者中有 4 例在接受 MAT 和 ACI 的联合治疗后发生了失败[11]。另外,韧带修复是治疗双极软骨病变的一种常见联合手术。这是由于韧带损伤和双极病变的发病率相对较高。据报道,先前的 ACL 破裂或慢性功能不全增加了发展为双极病变和继发性关节炎的可能性[12,13]。此外,PCL 和 MPFL 损伤都与软骨损伤有关[14,15]。

双极病变在膝关节功能障碍患者中普遍存在,但缺乏专门针对双极病变治疗的已发表文献和高水平证据。以下病例为双极软骨损伤患者,并采用了不同的软骨修复或再修复术治疗。

临床病例

病例 1

　　患者,女,36 岁,BMI 为 $21.3kg/m^2$,最初表现为左膝前疼痛。20 年前,她在踢足球时曾经历过髌骨脱位,在受伤和物理治疗时,最初采用闭合复位保守治疗。大约 15 年后,患者出现持续性膝前疼痛、间歇性半脱位和间歇性渗出,并因爬楼梯、跪下和跑步而加重。随后,她接受了进一步的物理治疗,McConnell 敷贴和髌股稳定支架改善稳定性,但未减轻活动相关的疼痛。在进一步的报道中,患者表现出一个病理性的 J 征,在 0°~140° 的活动范围内可以听到咯吱声,无全身韧带不稳定迹象。患者还表现出恐惧、侧倾和髌股摩擦试验阳性。平片和其他影像学检查显示无明确的关节炎、轻微髌骨高位和髌骨尖部有局灶性软骨缺损证据(图 12.1 和图 12.2)。在诊断性关节镜检查时,观察到外侧髌骨(28mm×20mm)和外侧滑车(10mm×12mm)的双极病变,并进行软骨成形术。

　　由于改善有限,患者在初次关节镜检查后 5 个月接受了髌骨、滑车微骨折术和胫骨结节前内侧的异体幼年软骨微粒移植(DeNovo NT,Zimmer Biomet,Warsaw,IN)。对于髌骨,进行关节切开并向远端延

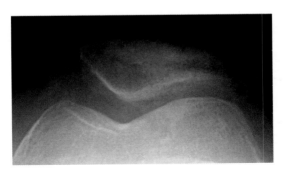

图 12.1　髌骨对线不良的轴位平片。

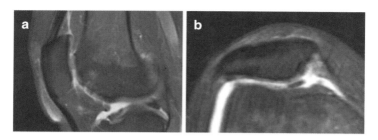

图 12.2 髌股关节双极软骨缺损的轴位和矢状位 T2 加权 MRI。

伸,以允许髌骨外翻暴露缺损(图 12.3)。Pineapple 针形成软骨下孔,改善新生同种异体材料的黏附性。将粉碎的异体颗粒软骨置于缺损处,约占损伤的 50%,然后用纤维蛋白胶固定。在滑车侧,病变已发展为一个未被控制的病变,软骨下骨显示一个硬化基底和损伤内骨赘形成。因此,轻轻刮除以恢复软骨下骨的正常轮廓(图 12.4),并使用 1.5mm 动力钻进行微骨折术。最后,进行了倾斜横向长度测量,以解决倾斜问题并实现一致性。术后,患者接受冷冻治疗并放置 CPM 装置,以促进水肿控制并防止过度瘢痕形成。患者允许部分负重,支具完全伸展锁定,以便拄拐杖行走。

随访 6 周,体格检查显示股四头肌明显萎缩,被动范围为 0°~90°。鼓励患者继续使用拐杖作为支撑物,并开始物理治疗。在 3 个月的随访

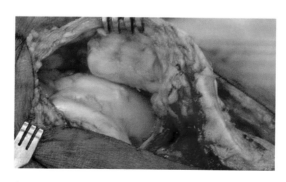

图 12.3 术中照片显示通过关节切开暴露出双极髌股缺损的髌骨外翻。

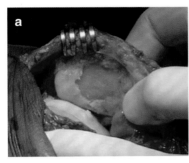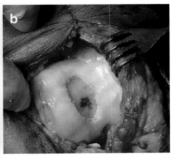

图 12.4　术中照片显示左膝双极缺损后准备刮除 (a) 髌骨缺损以及 (b) 滑车缺损。

中,患者被指导在支具外进行进一步的强化和核心锻炼。

在 6 个月时,患者说总体情况良好,无明显的行走或上、下楼梯困难。患者确认还没有跑步。患者有完全被动的活动范围,疼痛程度为 (1~2)/10,而手术前最多为 5/10,不需要任何额外的正式物理治疗。

PJAC 移植仍是一项较新的技术,其可获得的病例系列和适应证仍在不断发展。Tompkins 等、Bucketwalter 等和 Farr 等对 PJAC 治疗的单极病变进行了系列研究, 尽管这些研究仅限于 25 例短期随访的患者,但仍显示出一定的成功率。最近的 V 级证据再次表明,由于损伤相互剪切破坏了转基因材料的稳定性,双极损伤是青少年移植的禁忌证[16]。值得注意的是,在这个病例中,患者进行 TTO,以减轻双侧病变的负荷,并减少剪切应力,这也可以通过额外使用 I / III 型胶原补片来改善。

病例 2

一名 28 岁男性前大学生篮球运动员,BMI 为 27.6kg/m²,因行走、站立、弯腰、扭动、肿胀而出现剧烈的左膝外侧疼痛和痛苦的症状。患者 12 年前有左膝外侧半月板撕裂史,12 年后分别行两次外侧半月板切除术。此前,他曾在左膝接受过 HA 注射,但在长期的物理治疗和活动调整中失败。平片显示 KL 分级 II~III 级,关节间隙变窄(图 12.5)。未发现其他骨异常,包括骨折或脱位。

根据最新关节镜图像，患者被推荐进行股骨外侧髁骨软骨联合移植、胫骨外侧平台微骨折术和外侧半月板移植。关节镜诊断检查显示内侧间室正常，无韧带损伤，髌股关节正常。侧室检查显示半月板功能不全，股骨外侧髁和胫骨外侧平台的双侧病变分别为 25mm×25mm 和 12mm×12mm(图 12.6)。为了准备外侧半月板移植，我们进行了一次完整的半月板切除术，以保护周围半月板边缘固定用。进行后外侧入路，在关节线上 1/3 和下 2/3 切口，抬高腓肠肌外侧头露出后囊。通过空心导管和经髌骨入路，制作一个 10mm×80mm 的狭槽，用咬骨钳和骨锉对患者位置进行定位。半月板被解冻并准备好与接骨槽相匹配，同时保持骨块上原有的前角和后角附着。随后，在小心拉动位于半月板前 2/3 交界处的牵引缝线，并从腘窝外侧退出的同时，通过扩大的前切口手动插入移植物。然后在半月板及后侧其他附属结构的上下表面进行缝合修复，并在后面附加全内装置。最后，置入 7mm×23mm 生物复合材料螺钉，对骨块进行固定。固定后，关节切口进一步扩大，暴露胫骨平台缺损并清理至稳定边缘。用刮刀和微骨折锥开窗进行骨髓刺激(图 12.7)。在相应的股骨髁病变处，进行中心导针置入和扩孔，达到深度 7mm，直径 25mm。调整新鲜的同种异体骨软骨移植物大小，然后轻轻地撞击到位。

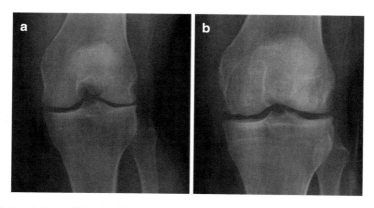

图 12.5 术前(a)站立后-前 Rosenberg 片和(b)显示左膝关节外侧关节间隙变窄的标准前-后位片。

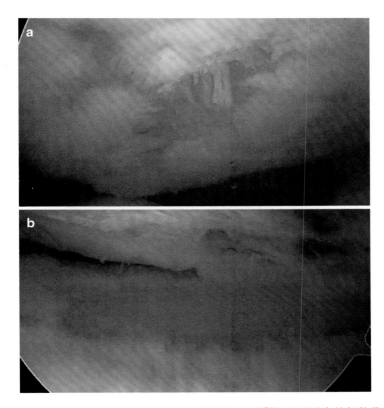

图 12.6　左膝外侧入口 (a) Ⅳ级股骨外侧髁缺损和 (b) Ⅳ级胫骨平台外侧软骨缺损的关节镜图像。

获得了周围完整关节软骨的平整边缘，最终的关节镜图像证实了半月板和同种异体骨软骨移植物的安全固定 (图 12.8 和图 12.9)。

随访 6 周, 患者完全伸屈至 90°, 在 8 周时逐渐增加负重到完全负重, 同时扩大患者活动范围使其可以耐受。在 6 个月的随访中, 体格检查显示有少量渗出, 无外侧关节线压痛, 活动范围为 0°~115°屈曲。MRI显示半月板稳定, 骨软骨移植良好, 胫骨潜在的骨髓水肿得以解决。此时, 患者可以跑步和跳跃, 并在 1 年随访中恢复, 常规放射学检查显示有轻微的退行性改变, 但所有伤前活动仍在继续改善并完全恢复。

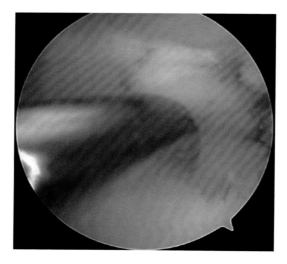

图 12.7 关节镜下显示Ⅳ级胫骨平台外侧缺损骨髓刺激的图像。

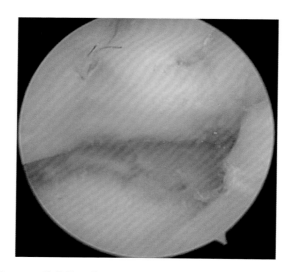

图 12.8 关节镜图像显示左膝外侧半月板移植的安全固定。

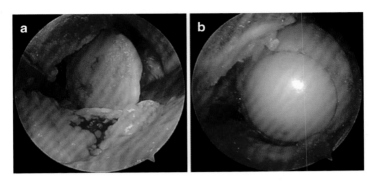

图 12.9 (a)关节镜图像显示准备前的股骨外侧髁缺损。(b)关节镜图像显示 OCA 在股骨外侧髁处的牢固固定。

关于 OCA 治疗双极病变的文献很少。大多数现有研究表明,双极病变的治疗效果比孤立性病变的治疗效果差。Ghazavi 等、Chu 等和 Fischer 等分别于 1997 年、1999 年和 2006 年报道双极病变是骨软骨移植的禁忌证[17-19]。此外,在更现代的系列中,观察到接受双极 OCA 的患者有较高的再手术率(50%)[20]。然而,这项研究确实注意到没有再手术的患者有显著的临床改善。

髌股部病变的综合治疗需要优化轴位或冠状位力线不良和动态髌骨不稳,以确保结果可重复。重要的是,这例患者以前接受过 TTO 和 MPFL 重建,以减轻症状性缺损和剪切应力或偏心负荷。这些方法的联合应用既可以预防髌骨不稳定的复发,又可以提高 OCA 后症状缓解的可能性。

同种异体半月板移植在治疗胫股部病变,特别是双极病变中相当普遍,因为它已被证明能有效缓解症状,改善关节接触力和动态负荷[21]。然而,在双极病变患者中,它也有明显较高的失败率[21]。有限的数据表明,微骨折术与其他双极病变的混合治疗是成功的。然而据报道,在中期和长期随访中,多发性损伤对微骨折术的影响比孤立性缺陷更严重[22,23]。此外,微骨折术与更大的病灶大小(>2cm^2)、退行性病因学和未经治疗的对线不良(所有因素通常与双相病变相关)相对应。这表明双极病变是微骨折术的一个相对禁忌证，尽管有必要进一步研究其作用，特别是在胫骨表面，因为在这里的选择较为局限。

其他治疗

治疗软骨病变有许多新的选择，但需要更多的研究来确定它们是否对双极病变有效。BMAC 在治疗局灶性软骨缺损和早期 OA 方面显示出希望[24]，富血小板血浆（PRP）在治疗膝关节整体退行性改变方面显示出希望[25]。然而，需要更多的研究来确定 BMAC 和 PRP 是否是治疗双极病变的合适和有效的方法。此外，使用支架进行新软骨生长，结合 BMAC 或 PRP 用于治疗局部软骨损伤，已经显示出有希望的结果[26,27]。Gobbi 和 Whyte 报道了一种 HA 支架加 BMAC 治疗大病灶和多发病灶的疗效优于 5 年随访时微骨折术的疗效，尽管该研究未说明这是否包括任何双极病变[26]。Siclari 等进行了接受 PGA-HA 支架和 PRP 注射治疗一种病变患者的较大队列研究，包括 10 例双极病变患者[27]。在总队列的 5 年随访中，KOOS 评分有显著改善，但亚组分析未包括双极病变，也未涉及最初的 10 例双极病变患者的结果[27]。有必要进行更多的研究，以确定这些手术治疗双极病变的有效性。此外，据作者所知，新的混合技术有望治疗软骨病变，但目前还没有文献对双极病变患者的这些技术进行研究。

双极病变在患者中引起高度的功能障碍，通常很难治疗。这是复杂的相对缺乏文献详细说明循证治疗策略的双极病变。进一步的研究有助于确定最合适和有效的治疗方法。

（辛鹏 译 冀全博 校）

参考文献

1. Widuchowski W, Widuchowski J, Trzaska T. Articular cartilage defects: study of 25,124 knee arthroscopies. Knee. 2007;14(3):177–82.
2. Curl WW, Krome J, Gordon ES, Rushing J, Smith BP, Poehling GG. Cartilage injuries: a review of 31,516 knee arthroscopies. Arthroscopy. 1997;13(4):456–60.
3. Spahn G, Fritz J, Albrecht D, Hofmann GO, Niemeyer P. Characteristics and associated factors of Klee cartilage lesions: preliminary baseline-data of more than 1000 patients from the German cartilage registry (KnorpelRegister DGOU). Arch Orthop Trauma Surg. 2016;136(6):805–10.
4. Solheim E, Krokeide AM, Melteig P, Larsen A, Strand T, Brittberg M. Symptoms and function in patients with articular cartilage lesions in 1,000 knee arthroscopies. Knee Surg Sports Traumatol Arthrosc. 2016;24(5):1610–6.
5. Versier G, Dubrana F. Treatment of knee cartilage defect in 2010. Orthop Traumatol Surg Res: OTSR. 2011;97(8 Suppl):S140–53.
6. Lonner JH, Hershman S, Mont M, Lotke PA. Total knee arthroplasty in patients 40 years of age and younger with osteoarthritis. Clin Orthop Relat Res. 2000;380:85–90.
7. Cahue S, Dunlop D, Hayes K, Song J, Torres L, Sharma L. Varus-valgus alignment in the progression of patellofemoral osteoarthritis. Arthritis Rheum. 2004;50(7):2184–90.
8. Sharma L, Song J, Dunlop D, et al. Varus and valgus alignment and incident and progressive knee osteoarthritis. Ann Rheum Dis. 2010;69(11):1940–5.
9. Bhosale AM, Myint P, Roberts S, et al. Combined autologous chondrocyte implantation and allogenic meniscus transplantation: a biological knee replacement. Knee. 2007;14(5):361–8.
10. Harris JD, Hussey K, Saltzman BM, et al. Cartilage repair with or without meniscal transplantation and osteotomy for lateral compartment chondral defects of the knee: case series with minimum 2-year follow-up. Orthop J Sports Med. 2014;2(10):2325967114551528.
11. Ogura T, Bryant T, Minas T. Biological knee reconstruction with concomitant autologous chondrocyte implantation and meniscal allograft transplantation: mid- to long-term outcomes. Orthop J Sports Med. 2016;4(10):2325967116668490.
12. Cantin O, Lustig S, Rongieras F, et al. Outcome of cartilage at

12years of follow-up after anterior cruciate ligament reconstruction. Orthop Traumatol Surg Res: OTSR. 2016;102(7):857–61.

13. Chalmers PN, Mall NA, Moric M, et al. Does ACL reconstruction alter natural history?: a systematic literature review of long-term outcomes. J Bone Joint Surg Am. 2014;96(4):292–300.

14. Ringler MD, Shotts EE, Collins MS, Howe BM. Intra-articular pathology associated with isolated posterior cruciate ligament injury on MRI. Skelet Radiol. 2016;45(12):1695–703.

15. Zhang GY, Zheng L, Shi H, Ji BJ, Feng Y, Ding HY. Injury patterns of medial patellofemoral ligament after acute lateral patellar dislocation in children: correlation analysis with anatomical variants and articular cartilage lesion of the patella. Eur Radiol. 2017;27(3):1322–30.

16. Riboh JC, Cole BJ, Farr J. Particulated articular cartilage for symptomatic chondral defects of the knee. Curr Rev Musculoskelet Med. 2015;8(4):429–35.

17. Chu CR, Convery FR, Akeson WH, Meyers M, Amiel D. Articular cartilage transplantation. Clinical results in the knee. Clin Orthop Relat Res. 1999;360:159–68.

18. Fischer M, Koller U, Krismer M. The use of fresh allografts in osteochondrosis dissecans of the lateral femoral condyle. Oper Orthop Traumatol. 2006;18(3):245–58.

19. Ghazavi MT, Pritzker KP, Davis AM, Gross AE. Fresh osteochondral allografts for post-traumatic osteochondral defects of the knee. J Bone Joint Surg Br. 1997;79(6):1008–13.

20. Meric G, Gracitelli GC, Gortz S, De Young AJ, Bugbee WD. Fresh osteochondral allograft transplantation for bipolar reciprocal osteochondral lesions of the knee. Am J Sports Med. 2015;43(3):709–14.

21. Lee BS, Bin SI, Kim JM, Kim WK, Choi JW. Survivorship after meniscal allograft transplantation according to articular cartilage status. Am J Sports Med. 2017;45(5):1095–101.

22. Gobbi A, Karnatzikos G, Kumar A. Long-term results after microfracture treatment for full-thickness knee chondral lesions in athletes. Knee Surg Sports Traumatol Arthrosc. 2014;22(9):1986–96.

23. Gobbi A, Nunag P, Malinowski K. Treatment of full thickness chondral lesions of the knee with microfracture in a group of athletes. Knee Surg Sports Traumatol Arthrosc. 2005;13(3):213–21.

24. Chahla J, Dean CS, Moatshe G, Pascual-Garrido C, Serra Cruz R, LaPrade RF. Concentrated bone marrow aspirate for the treatment of chondral injuries and osteoarthritis of the knee: a systematic review of outcomes. Orthop J Sports Med. 2016;4(1):2325967115625481.

25. Kon E, Buda R, Filardo G, et al. Platelet-rich plasma: intra-articular knee injections produced favorable results on degenerative cartilage lesions. Knee Surg Sports Traumatol Arthrosc. 2010;18(4):472–9.

26. Gobbi A, Whyte GP. One-stage cartilage repair using a hyaluronic acid-based scaffold with activated bone marrow-derived mesenchymal stem cells compared with microfracture: five-year follow-up. Am J Sports Med. 2016;44(11):2846–54.

27. Siclari A, Mascaro G, Kaps C, Boux E. A 5-year follow-up after cartilage repair in the knee using a platelet-rich plasma-immersed polymer-based implant. Open Orthop J. 2014;8:346–54.

第 3 部分

复杂保膝技术病例

第 13 章

软骨修复翻修

Andrew J. Riff, Andreas H. Gomoll

临床病例

患者,男,40 岁,于 2010 年首次就诊于我院,主诉 9 个月前出现右膝关节内侧疼痛和锁紧症状,这些症状通过手动调整得以缓解。当时,体格检查显示轻度内翻排列,MRI 显示一个巨大的慢性 OCD 病变,累及 MFC 约 3cm×3cm。在初次关节镜下取出软骨病变 3 个月后,他接受了胫骨外翻高位截骨术(HTO)和 ACI,并采用自体股骨远端松质骨移植(图 13.1)。

按照 HTO 和 ACI 步骤,患者在 7 年内表现良好,能够参与徒步旅行、跑步和骑自行车。然而,患者在 2017 年再次出现疼痛,并加重 2 个月。在上楼梯时,右膝内侧经历过一次弹跳。从那时起,患者也经历了反复的膝关节肿胀和间歇性损伤。

A. J. Riff (✉)
IU Health Physicians Orthopedics & Sports Medicine,
Indianapolis, IN, USA
e-mail: ariff@iuhealth.org

A. H. Gomoll
Department of Orthopedic Surgery, Hospital for Special Surgery,
New York, NY, USA

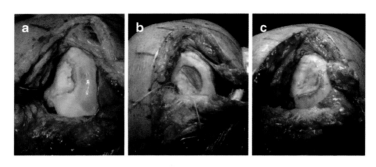

图 13.1　ACI 手术的术中照片,显示 MFC 骨软骨缺损(a),骨移植后深层胶原膜的初步放置(b),6-0 可吸收缝线固定浅层胶原膜(c)。

物理评估

患者的 BMI 为 25.8kg/m²。对右膝的检查显示符合先前外翻而行胫骨高位截骨。膝关节活动度为 0°~135°,无积液。膝关节屈曲 0°和 30°时,对 Lachman、后抽屉试验、内翻和外翻应力进行了稳定的韧带检查。髌股关节检查显示轻度骨折,髌骨活动度正常,无 J 征。沿内侧关节线和 MFC 有触痛感。

诊断研究

AP 和侧位片显示胫骨高位截骨术愈合良好,植入物位置良好(Arthrex Puddu locking plate,Naples,FL; 图 13.2)。站立正位片 (图 13.2a)显示,与初次重建后 1 年相比,内侧室关节间隙细微狭窄,无明显进展(图 13.3)。与第一次重建后 1 年获得的影像学相比,沿 MFC 有一个新的皮质不规则的演变,在 MFC 的内侧边缘有一个大的软骨下囊肿。MRI 也显示有大的软骨下囊肿,并显示有一个直径为 2cm×2cm 的邻近软骨缺损(图 13.4)。

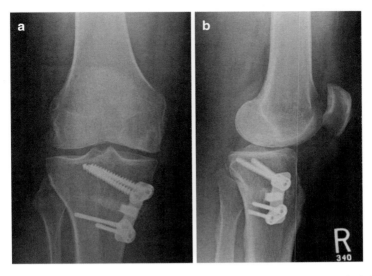

图 13.2　2017 年右膝站立正位 (a) 和侧位 (b) 照片，显示内侧关节间隙狭窄，在 MFC 内侧有巨大软骨下囊肿。

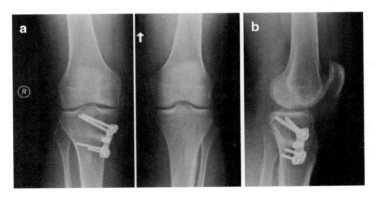

图 13.3　初步重建后 1 年于 2011 年获得的患者右下肢手术的双侧正位 (a) 和侧位 (b) 影像。

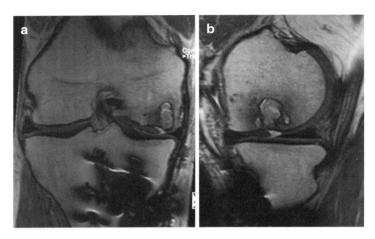

图 13.4 冠状位 (a) 和矢状位 (b) 质子密度 MRI 显示一个全层软骨缺损, 累及 MFC、大的软骨下囊肿和完整的内侧半月板。

诊断

患者被诊断为 ACI 移植物脱层导致的涉及 MFC 的骨软骨病变。

处理方法

软骨修复翻修的病例可能非常具有挑战性。先前尝试软骨修复往往导致软骨下骨受损和损伤面积增大。值得注意的是, 在接受骨髓刺激技术(MST、微骨折术或软骨下钻孔)的 30%~50% 的患者中, 存在软骨下骨改变[1]。对于软骨下骨受损的更大病变, 手术选择包括 ACI"三明治"骨移植技术、OAT 成形术、OCA、单室膝关节置换术(UKA), 以及最近的双极仿生骨软骨支架, 如 Agili-C(Cartiheal Ltd., Israel) 和 MaioRegen(FinCeramica S.p.A., Italy)。考虑到患者较年轻, 胫股关节间隙保存良好, 且缺乏 OA, 认为应再次尝试软骨修复(而不是关节置换)。本病例涉及先前的 ACI"三明治"技术失败, 软骨下有明显改变。因此, 使用骨软骨修复术是谨慎的。尽管 Agili-C 和 MaioRegen 等仿生骨软骨支架很有前途，仍处于研究阶段，只有通过临床试验才能在欧洲获得。成形术和 OCA 都是治疗软骨下骨损伤的可行选择，然而，成形术在 >3cm² 的损伤中显示出较差的结果，并且增加了对供区发病率的关注[2]。

外科技术

由于病变面积大、损伤程度高，我们决定采用自体骨移植治疗软骨下囊肿，OCA 治疗骨软骨缺损。麻醉下检查显示韧带稳定。利用先前的手术切口，进行内侧髌旁关节切开术，在最大尺寸为 24mm 的 MFC 上发现一个大骨软骨缺损（图 13.5）。在缺损中心放置了一个 2.4mm 的导

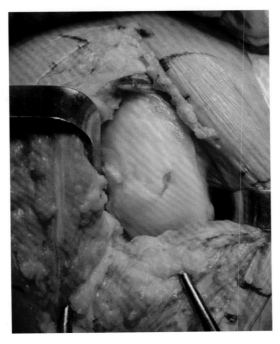

图 13.5 内侧髌旁关节切开术后显示 ACI 移植物的 MFC。

销,并用直径为 24mm 的铰刀将其充分扩孔至 8mm 的深度。扩孔后,发现缺损内侧有一个非常大的囊肿(图 13.6)。囊肿用刮匙抽空,OATS 用来制造直径 10mm 的圆柱形空腔。从内侧上髁取出相应的 10mm 自体骨塞,放入腔中,并进行埋伏,直至其冲洗干净(图 13.7)。在后侧制作一个 24mm ×8mm 的圆柱形骨软骨同种异体骨。在植入前, 用 0.7mm 的 Kirshner 线对移植骨的骨性部分进行多次穿孔,以促进骨性生长,并用脉冲灌洗法彻底清洗, 以清除骨髓成分, 将免疫原性降至最低。采用 Jamshidi 针从内上髁抽取骨髓,用于移植软骨下骨,进一步优化愈合环境。然后移植物进入接收部位,用手动压力降低,直到其与周围的 MFC

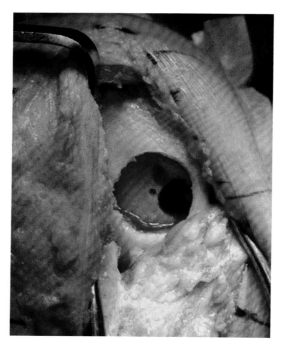

图 13.6　最初的病灶准备包括放置一个中心导销, 用 24mm 铰刀将其充分扩孔至 8mm 深度。扩孔显示有一个直径为 10mm 的软骨下囊肿。

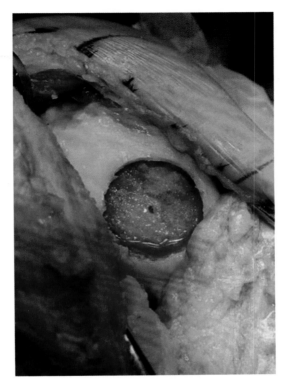

图 13.7　进一步的病灶准备包括从内上髁放置一个 10mm 的自体骨核心，并用 BMAC 以进一步优化愈合环境。

平齐(图 13.8)。最终实现机械稳定,而不需要进一步的固定。

临床要点/缺陷

　　在对大面积骨软骨缺损进行 OCA 时,有许多重要的技术策略可以降低移植免疫原性,改善移植位置,并优化移植物结合。植入前,移植物应接受含杆菌肽的盐水持续脉冲冲洗,以冲洗出对移植物免疫原性贡献最大的骨髓成分。与脉冲盐水灌洗相比,盐水和高压二氧化碳灌洗能更有效地清除移植骨软骨深部的骨髓成分[3]。过度侵袭受体部位扩孔可导致骨的热坏死和过深的骨窝，这就需要具有较大骨成分(增加移植物免疫原性)的移植物。在同种异体软骨下骨中使用 BMAC 或 PRP 可以增强生物移植的结合[4]。当植入移植物时，更自由的吊卡或牙签有助于将移植物"固定"到位。植骨块的强力撞击可能会损害软骨细胞的活性，最好采用手动放置。如果植入后确定移植物不稳定，或者如果超过 40% 的移植物未受污染(对于周围缺损)，建议使用无头螺钉或生物复合植入物进行辅助固定。如果最后撞击后移植物与周围关节面不协调，可以使用 15 号刀片仔细地对边缘进行轮廓处理，以解决轻微的局部不协调，对于显著的不协调，可通过添加骨移植物或移除骨塞，从而优化关节的一致性。后者是首选，因为使用刀片可去除软骨的表面区域。

文献回顾与讨论

患者软骨修复失败是一个具有挑战性的问题。在开始修复之前，必须探讨失败的原因。几个因素会导致软骨修复的预后较差，如高需求水平、工人薪酬状况、年龄>30 岁和 BMI>30kg/m²[2.5]。在这些患者中，重要的是要讨论护理目标，并且在决定进行软骨修复手术时应谨慎(特别是在风险因素无法改变的情况下)。此外，失调、不稳定或半月板缺乏可导致软骨修复组织的早期退化。软骨损伤伴发排列不良、由 ACL 缺损或半月板缺损引起的不稳定，应采取相应的治疗措施，以优化关节内环境。为了评估这些情况，应进行仔细的体格检查，以评估韧带状态和静态以及动态校准。MRI 也有助于评价半月板的完整性、软骨损伤的大小和对侧软骨表面的质量。值得注意的是，MRI 不能单独用于预测病灶大小。Gomoll 及其同事在回顾性研究中证明，当与术中结果比较[6]，分期关节镜检查或要求旧的手术报告和关节镜图像都是确定病灶清理后大小的有用策略。

在选择软骨修复翻修技术时，外科医师应选择一种能有效治疗大

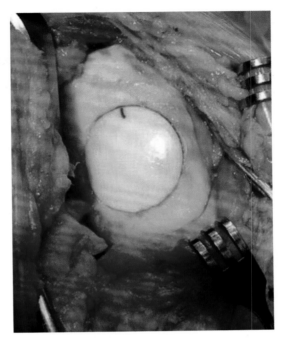

图 13.8　同种异体骨软骨植入后的 MFC。移植物与周围的 MFC 齐平。由于压合稳定性良好，未使用额外的固定。

面积病变和软骨下骨损伤的技术。成功的软骨修复需要重新描述关节软骨-软骨下骨单元的组织组成、带状结构和材料特性[7]。软骨修复方案包括 OAT/成形术、ACI"三明治"骨移植技术、OCA，以及最近的双极仿生骨软骨支架（Agili-C、Cartiheal、Kfar Saba、Israel 和 MaioRegen Fin-Ceramica Faenza SpA，Italy）。

　　OAT 成形术是一种很有吸引力的软骨修复翻修方法，因为它允许用自体组织立即修复关节软骨软骨下骨单位（这消除了对移植物可用性、移植物费用和疾病传播的担忧）。然而，大病灶（>3cm²）的成形术结果不如 ACI 和 OCA 好。Solheim 及其同事报道了 57% 的面积>3cm² 的成形术患者的长期预后不佳(Lysholm 评分为 64 分或更低，或者进行了膝关节置换)[2]。Bentley 及其同事进行了一项随机试验,比较了镶嵌成形术和 ACI 对平均面积为 4cm² 的病变的疗效[8]。作者报道 10 年失败率为 55%,而 ACI 组仅为 17%。Gudas 及其同事进行了一项随机对照试验,比较了中、小病灶(<4cm²)成形术和微骨折术,发现两种技术的 ICRS 评分都有显著改善,在术后 10 年,与微骨折术相比,成形术的失败率降低了(14%对 38%)[9]。因此,对于<2cm² 的病变,OAT 仍然是一种可行的软骨修复翻修技术,然而,对于较大的病变,ACI 或 OCA 则更适合。

ACI 已被广泛证明是治疗膝关节全层软骨缺损的有效方法,作者在 80%以上的患者中一直报道有良好到非常好的结果。然而,由于技术、患者和病变的特殊因素,在治疗膝关节软骨缺损中,很难确定 ACI 的最佳应用。ACI 对大面积病变显示出良好的疗效,然而,ACI 在软骨修复失败后的疗效在文献中一直存在争议。Pestka 及其同事报道了在 56 例配对患者(28 例接受原发性 ACI,28 例有骨髓刺激史)中,既往骨髓刺激患者的临床失败率(25%对 3.6%)显著升高[10]。类似的,Zaslav 和 STAR(关节修复治疗的研究)临床试验报道了 ACI 患者有既往清理史(26%)和骨髓刺激史(25%)的高临床失败率[11]。Minas 及其同事进行了一项由 321 例患者组成的大规模系列研究,比较了在 MST 失败后接受 ACI 或只进行了初次 ACI 的患者的临床失败率(失败定义为 MRI 证据表明移植物分层、手术切除 25%的移植物面积后的持续症状,重复软骨手术,或假体置换)[12]。作者报道,与初次 ACI 相比,MST 组的临床失败率显著增高(26%对 8%)。作者认为,先前的骨髓刺激可能会导致软骨下骨的不利增厚,并可能促进病变内骨赘的形成,这两种情况都会影响移植物的融合。然而,作者也注意到,在一个小的队列研究中,他们使用微棒进行仔细的病变准备,以使稀释增厚的软骨下骨变薄,并且这一技术似乎有降低失败率的趋势。对于 ACI 在深部骨软骨病变中的应用,Jones 和 Peterson 提出了 ACI 夹心技术,即首先植入骨移植物,然后将自体软骨细胞"夹"在表面的两层膜之间,用于将细胞从下面的骨移植物和骨髓腔中分离出来。尽管这项技术的结果有限,Minas 及其同事报道了在 5 年 87%的 ACI 三明治手术的生存率和 90%的良好/优秀满意度[13]。

　　Gracitelli 及其同事评估了软骨修复失败后 OCA 的结果(163 例有 MST、OAT 或 ACI 病史的患者)[14]。作者报道了 42% 的再手术率,然而, 10 年移植物生存率为 82%,89% 的患者表示"非常满意"或"满意"。 Gracitelli 及其同事的另一份研究比较了原发 OCA 和 OCA s/p MST 的 结果,并报道了临床对比结果、临床失败率和患者满意度[15]。Rosa 及其同 事最近对软骨修复技术进行了系统回顾,并得出结论,在软骨修复失败 的情况下,OCA 是最可靠的治疗方法[16]。

　　现成的骨软骨支架是治疗大型骨软骨缺损的一个令人兴奋的前沿 领域,因为与 OCA 相比,它们保证了更好的可获得性,而不必担心免疫 原性。MaioRegen(Fin-Ceramica Faenza SpA,Italy)是一种三层仿生骨软 骨支架,2011 年首次在欧洲临床应用。其浅层由 I 型马胶原、60% 马胶 原和 40% 镁质胶原 HA(Mg-HA)的中间层、30% 马胶原和 70%Mg-HA 的深层组成。在马模型中,支架可诱导软骨下小梁骨再生[17]。Agili-C (Cartiheal,Israel)是一种多孔生物可吸收的双相支架,来源于珊瑚,其 中添加 HA。它包含碳酸钙晶体形式的骨相以及改性晶体和 HA 组成的 软骨相[18]。晶体具有纳米粗糙的表面和多孔结构,允许细胞黏附和增 殖。Kon 及其同事报道了透明软骨的完全组织学修复 7 只山羊的研究, 6 只在 Agili-C 治疗 12 个月后出现软骨下骨改变[19]。这些产品为将来的 软骨修复提供了希望,但迄今为止,患者仅在欧洲进行过Ⅳ期临床试验。

　　软骨修复翻修的情况确实是一个需要挽救的情况。必须提醒患者, 所有可用的治疗方案都有中等失败率和高翻修手术率。文献中的多项 研究表明,MST 后 ACI 的预后不如初次 ACI。文献中比较原发性 OCA 和 OCA s/p-MST 的结果是有限的,但现有研究似乎表明结果不受术前 手术的影响。对于先前 MST 失败的患者,我们建议通过 MRI 来评估是 否存在病灶内骨赘形成或软骨下囊性改变。如果遇到这些解剖变化,最 好选择 OCA,但如果不采用 OCA,外科医师可以继续进行 OCA 或 ACI。

（程龙 译　李静 校）

参考文献

1. Mithoefer K, Williams RJ, Warren RF, Potter HG, Spock CR, Jones EC, Wickiewicz TL, Marx RG. The microfracture technique for the treatment of articular cartilage lesions in the knee. A prospective cohort study. J Bone Joint Surg Am. 2005;87:1911–20.
2. Solheim E, Hegna J, Øyen J, Harlem T, Strand T. Results at 10 to 14 years after osteochondral autografting (mosaicplasty) in articular cartilage defects in the knee. Knee. 2013;20:287–90.
3. Meyer MA, et al. Effectiveness of lavage techniques in removing immunogenic elements from osteochondral allografts. Cartilage. 2017;8(4):369–73.
4. Stoker AM, et al. Bone marrow aspirate concentrate versus platelet rich plasma to enhance osseous integration potential for osteochondral allografts. J Knee Surg. 2018;31(4):314–20.
5. Chahal J, Thiel GV, Hussey K, Cole BJ. Managing the patient with failed cartilage restoration. Sports Med Arthrosc Rev. 2013;21:62–8.
6. Gomoll AH, Yoshioka H, Watanabe A, Dunn JC, Minas T. Preoperative measurement of cartilage defects by MRI underestimates lesion size. Cartilage. 2011;2:389–93.
7. Cook JL, Gomoll AH, Farr J. Commentary on "third-generation autologous chondrocyte implantation versus mosaicplasty for knee cartilage injury: 2-year randomized trial." J Orthop Res. 2016;34:557–8.
8. Bentley G, Biant LC, Vijayan S, Macmull S, Skinner JA, Carrington RWJ. Minimum ten-year results of a prospective randomised study of autologous chondrocyte implantation versus mosaicplasty for symptomatic articular cartilage lesions of the knee. J Bone Joint Surg Br. 2012;94:504–9.
9. Gudas R, Gudaité A, Pocius A, Gudiené A, Čekanauskas E, Monastyreckiene E, Basevičius A. Ten-year follow-up of a prospective, randomized clinical study of mosaic osteochondral autologous transplantation versus microfracture for the treatment of osteochondral defects in the knee joint of athletes. Am J Sports Med. 2012;40:2499–508.
10. Pestka JM, Bode G, Salzmann G, Sudkamp NP, Niemeyer P. Clinical outcome of autologous chondrocyte implantation for failed microfracture treatment of full-thickness cartilage defects of the knee joint. Am J Sports Med. 2012;40:325–31.
11. Zaslav K, Cole B, Brewster R, DeBerardino T, Farr J, Fowler

P, Nissen C. A prospective study of autologous chondrocyte implantation in patients with failed prior treatment for articular cartilage defect of the knee: results of the Study of the Treatment of Articular Repair (STAR) clinical trial. Am J Sports Med. 2008;37:42–55.

12. Minas T, Gomoll AH, Rosenberger R, Royce RO, Bryant T. Increased failure rate of autologous chondrocyte implantation after previous treatment with marrow stimulation techniques. Am J Sports Med. 2009;37:902–8.

13. Minas T, Ogura T, Headrick J, Bryant T. Autologous chondrocyte implantation "Sandwich" technique compared with autologous bone grafting for deep osteochondral lesions in the knee. Am J Sports Med. 2017;16:036354651773800.

14. Gracitelli GC, Meric G, Pulido PA, McCauley JC, Bugbee WD. Osteochondral allograft transplantation for knee lesions after failure of cartilage repair surgery. Cartilage. 2014;6:98–105.

15. Gracitelli GC, Meric G, Briggs DT, Pulido PA, McCauley JC, Belloti JC, Bugbee WD. Fresh osteochondral allografts in the knee: comparison of primary transplantation versus transplantation after failure of previous subchondral marrow stimulation. Am J Sports Med. 2015;43:885–91.

16. Rosa D, Di Donato S, Balato G, D'Addona A, Smeraglia F, Correra G, Di Vico G. How to manage a failed cartilage repair: a systematic literature review. Joints. 2017;05:093–106.

17. Kon E, Mutini A, Arcangeli E, Delcogliano M, Filardo G, Nicoli Aldini N, Pressato D, Quarto R, Zaffagnini S, Marcacci M. Novel nanostructured scaffold for osteochondral regeneration: pilot study in horses. J Tissue Eng Regen Med. 2010;4:300–8.

18. Kon E, Robinson D, Verdonk P, Drobnic M. A novel aragonite-based scaffold for osteochondral regeneration: early experience on human implants and technical developments. Injury. 2016;47:S27.

19. Kon E, Filardo G, Shani J, Altschuler N, Levy A, Zaslav K, Eisman JE, Robinson D. Osteochondral regeneration with a novel aragonite-hyaluronate biphasic scaffold: up to 12-month follow-up study in a goat model. J Orthop Surg Res. 2015;10:81.

第 14 章

同种异体半月板移植在前交叉韧带翻修重建术中的应用

Trevor R. Gulbrandsen, Katie Freeman, Seth L. Sherman

临床病例

　　患者,女,24 岁,有与复发性右膝疼痛和不稳定相关的复杂病史。她曾经作为一名 15 岁的高中足球运动员，遭受了一次接触性损伤,导致 ACL 断裂和内侧半月板撕裂。患者在外院用自体肌腱重建 ACL 并进行内侧半月板修复。患者回到运动场后一年因 ACL 再次断裂而遭受非接触性损伤，而后采用同种异体骨移植和部分内侧半月板切除重建 ACL。患者之后再次回到运动场,但在 18 岁时,又遭受了一次非接触性

T. R. Gulbrandsen
Department of Orthopaedic Surgery, University of Iowa
Hospitals and Clinics, Iowa City, IA, USA

K. Freeman
Department of Orthopedic Surgery and Rehabilitation,
University of Nebraska Medical Center, Omaha, NE, USA

S. L. Sherman (✉)
Department of Orthopaedic Surgery, University of Missouri,
Columbia, MO, USA

Missouri Orthopaedic Institute, Columbia, MO, USA
e-mail: shermanse@health.missouri.edu

损伤,第三次 ACL 断裂。再次采用同种异体 ACL 再翻修术和内侧半月板次全切除术治疗。手术后患者的膝关节再也没有恢复到正常。她到我们的诊所就诊,一年来,右膝疼痛和不稳定甚至在日常生活活动中逐渐加重。她的右膝有弥漫性疼痛,但主要是内侧疼痛和活动性肿胀。这一问题严重影响了她的整体生活质量。

体检时,患者的 BMI 为 24kg/m²。她几乎是以中立的路线步行,非痛觉步态。患者有足够的动态力量,能够蹲下。受累侧显示切口愈合良好,股四头肌张力良好,活动度为 10–0–140,与对侧肢体相等。前抽屉试验呈阳性。Lachman 测验为 3B 级,旋转移位为 3 级。后凹陷和后抽屉为阴性。McMurray 试验阴性时,沿内侧关节线有触痛感。0°和 30°时的外翻应力稳定。俯卧拨号实验在 30°和 90°是对称的。远端室柔软,神经血管完整。

负重 AP、PA 屈曲侧位影像显示后位非解剖型 ACL 胫骨隧道,建议隧道扩大。内侧室有一些早期狭窄。机械轴位视图显示对齐。胫骨侧位 X 线片示胫骨坡度正常。MRI 显示内侧半月板缺失(图 14.1)。

诊断/评估

患者的临床表现与第三次 ACL 重建的磨损失败和有症状的内侧半月板缺失一致。患者的两个冠状面和矢状面是中性的,无内翻或胫骨坡度增加。患者无任何明显的大的局灶性全层软骨缺损。外侧和髌股关节间隔不明显。

患者有几个危险因素导致先前 ACL 重建失败,包括年龄小、活动度高、早期复出、先前的移植物选择、隧道位置、潜在的过度松弛和内侧半月板缺损。在移植物的选择上,一期的 ACL 重建通常是用腘绳肌进行的,但有人担心这种选择会导致移植物松弛和失败率增加,特别是在有小的腘绳肌移植物和潜在的过度松弛的年轻女性运动员中。对于翻修和再翻修,也有人担心同种异体 ACL 重建可能比自体组织翻修有更高的失败率。对于翻修,ACL 隧道位置是关键,在这种情况下可能是非

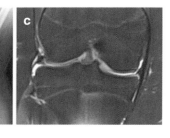

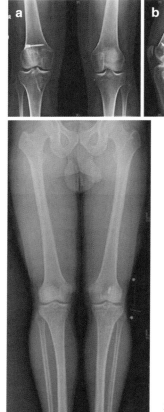

图 14.1　Rosenberg (a) 和侧位片 (b) 显示 ACL 重建术前。术前冠状位 MRI 显示半月板缺损及关节软骨 (c) 正常。术前机械轴位片显示力线正常。

自然的。此外,胫骨 ACL 隧道加宽可能需要在明确的挽救干预之前进行骨移植。潜在的过度松弛是一个可能影响结果的临床问题,应在再翻修手术时予以解决。内侧半月板缺损是 ACL 重建失败的主要原因。内侧半月板是前移位的一个重要稳定结构,内侧半月板缺乏会对 ACL 移植物造成过度的压力,并可能导致复发性松弛和失败。这一点也应在再翻修时加以解决。

处理

鉴于患者的问题复杂并对其进行考虑，分期关节镜检查是一个合理的选择。分期允许在麻醉下进行仔细检查，重点是确认 ACL 功能不稳定，并确定辅助稳定（即后内侧、后外侧）的松弛度。ROM 评估将确保与对侧肢体的对称性，或允许在最终翻修手术前治疗关节融合。关于 ACL 重建，在未来的翻修中，应移除先前的移植物材料和(或)硬件。应评估 T 型管，并根据指示进行植骨清理。

关节镜检查也将证实内侧半月板缺乏，并允许为将来的同种异体半月板移植(MAT)初步准备 2~3mm 的健康半月板边缘。此外，关节镜检查将排除伴随的软骨病理，可能需要明确的干预治疗。如果存在对线不良，应在关节镜检查后进行重新截骨术(即产生 HTO 的外翻、降低 HTO 的斜率、双平面 HTO)。以上对患者不适用。

EUA 证实了保留的 ROM，包括 10°对称性过度松弛。Lachman 为 3 级。其他二级稳定结构完好无损。在关节镜下发现有明显的三室性滑膜炎和瘢痕粘连溶解。之前的 ACL 移植是松弛和功能不全的。为了更好地评估 ACL 隧道，将其移除。股骨隧道是垂直的，不在 ACL 的范围内，可以单独留下，因为它不会干扰翻修手术。胫骨隧道位于解剖足迹的后方，也不需要植骨，因为它不会与我们的翻修隧道明显重叠。内侧半月板在先前的半月板切除术后有缺损，尤其是在中部(图 14.2)。半月板根部皮瓣撕裂被清理，半月板准备成拥有 2~3mm 健康边缘的组织。对股骨内侧髁部 2~3 级不稳定的软骨损伤进行软骨成形术。胫骨内侧平台呈弥漫性 1 级软化，后部区域为 2 级改变。外侧和髌股间室不明显。

患者从分期关节镜检查中恢复正常。她能够使用加压套进行 WBAT，在 1~2 周内可不用拐杖，并恢复完全 ROM。在获得保险批准并找到一个可接受的大小-年龄匹配的 MAT 后，患者在关节镜术后 3 个月接受了明确的补救干预。术前计划记录如下。

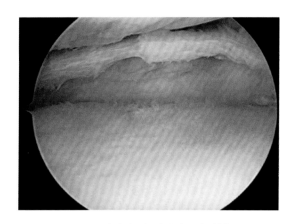

图 14.2 内侧间室严重半月板缺损。

相关问题

ACL 翻修重建:T 隧道是非自然的,用标准钻孔技术可以避免。移植物选择软组织的股四头肌自体移植,采用全内固定技术悬吊固定。

内侧半月板缺损:使用新鲜冷冻的大小和年龄匹配的同种异体组织。内侧骨塞垫可避免 ACL 的足迹,并保留骨储备,因为前、后插入物之间的距离较远且斜向内侧。

MFC 软骨病变:<2cm^2,厚度不全。如果进展到全层,可以考虑 OAT 和异体骨软骨移植在 MAT 后通过小关节切开术。如果没有进展,就可能不需要解决这个问题。

过度松弛:在翻修时,可以通过增加外侧关节外腱鞘来治疗,可以使用髂胫束条或同种异体组织。

外科技术

全麻配合单针内收神经管阻滞。

止血带是在治疗完成后放气。用一个 10mm 的双刃片切取一个 70mm 全厚的股四头肌移植组织。采用 0-vicryl 缝合法修复伸肌。ACL 移植物在后台上制备(四连杆结构,采用钢丝悬吊固定)。股骨移植物直径为 9.5mm,胫骨直径为 10.5mm。

　　然后开始关节镜检查,并对粘连进行松解,以改善进入和可视化。软骨表面无疾病进展迹象,也无软骨修复迹象。注意力转向内侧室。深内侧副韧带用一根穿刺针进行环钻,这样做是为了更好地进入筋膜室。用强力锉刀做了一个反向切口成形术。半月板残余被清理至 2~3mm 健康稳定的半月板边缘。将翻转刀从内侧门引入后牙根插入处,扩孔 9.5mm×10mm,然后进行穿梭缝合。

　　然后准备股骨翻修 ACL 隧道。铰刀是通过前内侧入口进入膝关节的。铰制了一个 9.5mm×30mm 的套筒。我们认识到术前股外侧皮质被削弱。决定使用延长的股骨钢丝扣,以确保足够的悬吊固定。

　　股骨 ACL 导丝留在原位,注意外侧关节外腱鞘的入路和准备。沿膝外侧切开 6cm,髂胫束被劈开。确定 LCL,并在 LCL 起点的后部和近端放置一根导丝,用于外侧关节外腱鞘固定。

　　然后在透视下获得正位片和侧位片,以确定位置。导丝被过度扩孔,以适应移植物的榫接。此时通过股骨 ACL 和外侧肌腱的梭形缝合。

　　然后注意力转向胫骨。用 Flipcutter 制作 10.5mm×28mm 胫骨 ACL 窝,并进行梭形缝合。在膝关节过度屈曲的情况下,建立一个高前内侧门,以准备前内侧半月板根的插入。在内侧半月板前根的解剖起点放置一根导丝,并以顺行方式过度扩孔,以形成一个 9mm×10mm 的套筒。ACL 引导用于将缝线从胫骨内侧穿入该窝。然后用区域特异性套管和内–外技术将两条缝线分别穿过半月板残端与前角和后角的交界处。这些将用于移植物的传代和固定(图 14.3 和图 14.4)。

　　半月板移植是事先准备好的。前半月板根和后半月板根的骨塞为 9mm×3mm,骨塞上悬吊皮质缝线×2。在半月板中部与前角和后角交界处分别放置两条唇带。中间放置护照套管。半月板移植顺利地进入关节,后根悬吊皮质以暂时固定(图 14.5 和图 14.6)。

　　前悬吊皮质以暂时固定前根。没有明显的移植物失配。混合半月板固定采用后角内固定、中部内固定和前角内固定相结合的方法。三条由内向外的纤维丝缝线和从 MAT 上取下的唇带通过内侧切口取出。将缝

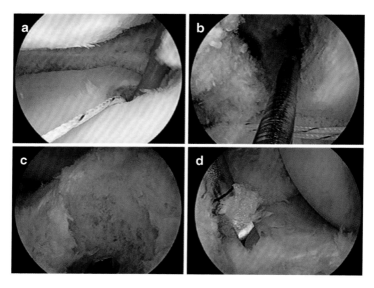

图 14.3 (a)半月板后隧道使用 ACL 引导通过梭形缝合。(b)股骨 ACL 隧道。(c) 胫骨 ACL 隧道。(d)低剖面铰刀通过高 AM 辅助实现更深的弯曲。

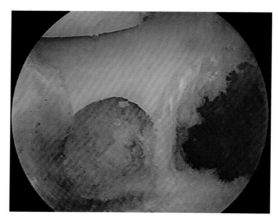

图 14.4 靠近股骨 ACL 隧道(右隧道)的半月板前隧道(左隧道)。

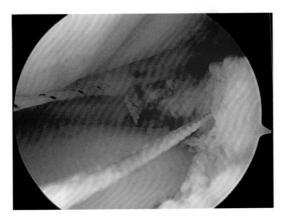

图 14.5　同种异体内侧半月板缝线。

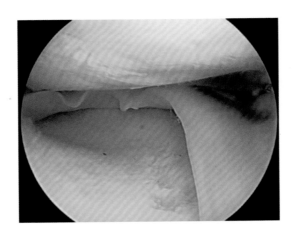

图 14.6　内侧间室 MAT。

线延长并将唇带固定在胫骨上,以复制半月板胫韧带。通过外-内技术,将 2 号纤维丝以水平床垫的方式穿过半月板前角,将关月板绑在关节囊上。对 MAT 进行了探测,确定了其在整个 ROM 弧中稳定,无须进一步固定。

针对 ACL 重建,穿梭缝线穿过保护套管,随后被取出。股悬吊皮质缝线通过前内侧穿出外侧切口。通过直接和透视显示,将股骨按钮固定在外侧皮质上。自体股四头肌被拉入股骨窝。膝关节被完全伸展,胫骨扣被放置并固定。Lachman 实验显示出良好的稳定性。ACL 移植物也具有良好的生理张力,在伸展过程中没有任何移植物撞击。在股骨和胫骨隧道中都有至少 20mm 的移植物。

最后,注意力转向外侧关节外肌腱固定术。采用悬吊式皮质固定缝线制备半腱肌移植物。悬吊皮质缝线穿入股骨隧道,固定在远内侧皮质。移植物被暂时带进股骨隧道。然后在 LCL 下将移植物绕成一个圈,移植物被带到 Gerdy 结节和腓骨头中间的一个点,距离关节线大约 1.5cm 远。移植物在这个位置用 30°的 SwiveLock 锚固定。最后用悬吊式皮质固定装置在股侧拉紧移植物。移植物显示良好的屈光参差,伸展紧密,屈曲松弛(图 14.7 和图 14.8)。

结果

这例患者预期会逐渐恢复,终末屈曲有轻微僵硬。术后 7 个月,她取得了良好的主观和客观结果。她有良好的股四头肌张力,无积液,无压痛,接近完全伸展,缺乏 5°~10°的终末屈曲。在 9 个月时,她有持续

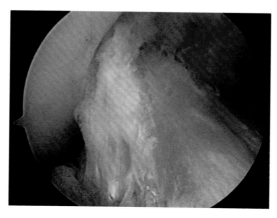

图 14.7 自体股四头肌 ACL 移植。

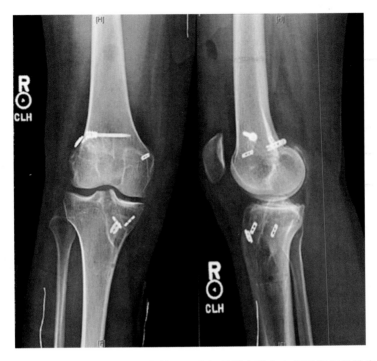

图 14.8　术后 AP 和侧位片显示自体股四头肌悬吊皮质和内侧半月板悬吊皮质固定位置。

的恢复,其单一评估数值评估(SANE)值为 25 分,视觉模拟量表(VAS)为 3.4 分。

文献回顾

内侧半月板与内侧深副韧带之间有一个附着体,并与后角在髁间区的 PCL 相邻。由于这些重要的附着体,内侧半月板在稳定前移方面发挥着独特的作用,特别是在 ACL 缺失的状态下[1,2]。

未经治疗的韧带不稳定(ACL、PCL、PLC、MCL)是半月板移植的禁忌证,会导致移植失败的危险因素增加。此外,由于先前所述的内侧半月板的稳定作用,半月板缺失可能导致 ACL 重建过程中的应力增加[3]。1995 年,Van Arkel 和 de Boer 首次提出 ACL 重建和 MAT 联合应用的益处,表明 ACL 可以提供膝关节稳定性,MAT 可以降低 ACL 移植失败的风险[4]。从那时起,ACL 和内侧关节镜手术技术有了显著的改进,从而取得了更为成功的结果。

很少有关于 ACL 重建和内侧 MAT 联合治疗的长期随访研究,但有一些短期随访报道证实了 ACL 重建和 MAT 联合治疗的益处。观察 28 例 ACLR 和 MAT 联合治疗后的临床结果,平均随访 2.8 年。28 例患者中有 1 例有内侧 MAT/ACLR,随访时,患者的临床转归评分提高,其中膝关节日常生活活动量表转归调查评分为 89.9 分,运动活动量表评分为 80.0 分,Lysholm 评分为 92.5 分。在放射学研究中,移植关节腔和对侧膝关节腔之间的狭窄无显著性差异[5]。

Graf 等报道 8 例 ACLR 与内侧 MAT 联合治疗的临床和影像学随访:6 例为同种异体髌腱 ACL,2 例为自体髌腱 ACL。使用 IKDC 症状评估,他们表示主观临床结果评分有改善,有 2 个正常评分,5 个接近正常评分,1 个异常评分。他们还报告了 IKDC 功能测试评估中的 5 个正常分数、1 个接近正常分数和 2 个异常分数。值得注意的是,8 例患者中有 6 例报道说他们对膝关节的功能非常满意,能够参加娱乐性运动[6]。

此外,Saltzman 等报道了 ACLR 和 MAT 联合应用对提高客观膝关节稳定性的作用。他们报道了 40 例患者在 ACLR 和 MAT 联合治疗后的 5 年随访,其中 33 例(82.5%)由 MAT 组成,患者报道的结果和临床结果评分都有显著改善。在最后的随访中,平均关节间隙高度从术前的(5.2±1.1)mm 下降到(4.5±0.8)mm(P=0.02)。然而,有 8 例(24%)报道移植失败(1 例需要翻修 MAT,6 例进行 TKA,1 例需要翻修 ACLR/MAT)[7]。

在决定采用内侧 MAT 重建 ACL 的同时进行一期或翻修的最佳手术时,必须考虑到几个因素,包括足够的解剖足迹恢复、保留的骨储备和固定策略。内侧半月板的前角和后角在矢状面上有很宽的间隔。由于这些解剖因素的影响,改良的骨塞手术技术在内侧室有优势。骨塞技术提供了灵活性,以适应较小的移植物大小不匹配,并有助于在保持骨储备的同时,将角恢复到解剖位置。尽管技术要求较高,半月板移植技术也可以与 ACL 重建相结合,即使是在外侧室。

如本例所述,内侧 MAT 伴 ACL 重建是一例成功的手术,通过适当的患者选择和术前计划,获得了影像学和临床上的改善。

临床要点

- 识别 ACL 重建失败的危险因素是这些复杂患者(即移植物选择、隧道位置、半月板缺损、对线不良、未识别的二次稳定损伤等)康复的关键第一步。
- 检查必须包括彻底的 H&P 检查,包括先前手术报告的评估、负重 X 线片检查(包括矢状位和冠状位校准的评估)和高级影像学检测(即 MRI)。
- 分期关节镜检查可能是有利的。这将允许仔细的 EUA、粘连松解、硬件移除、隧道骨移植,以及对软骨或半月板损伤的精确评估。重新调整截骨术可以在分期关节镜时进行。
- 二期手术包括所有关节内工作,包括 ACL 重建和内侧 MAT。内侧垫 MAT 应在放置和拉紧前完成。软骨修复也可在此阶段进行。
- 一般来说,骨塞内侧 MAT 是这些组合病例的首选,因为它在技术上更容易保存骨储备和保留 ACL 隧道,并且能够更好地适应移植物大小不匹配技术。软组织 ACL 自体移植和悬吊皮质固定在这些合并有紧密钻孔隧道的病例中也是有利的。
- 适当的咨询和现实的患者期望至关重要。ACL 重建和内侧 MAT 联合治疗是一种挽救性手术。其目标是功能稳定,减轻日常生活中的疼痛,提高生活质量。体育目标是次要的,可能无法实现。在高冲击载荷下,耐久性可能会面临重大风险,这是应避免的。这些手术不会永远持续下去,应被视为未来干预的桥梁,包括最终的关节置换术。

(冀全博　译　徐亚梦　校)

参考文献

1. Śmigielski R, Becker R, Zdanowicz U, et al. Medial meniscus anatomy—from basic science to treatment. Knee Surg Sports Traumatol Arthrosc. 2015;23:8.
2. Allen CR, Wong EK, Livesay GA, Sakane M, Fu FH, Woo SL. Importance of the medial meniscus in the anterior cruciate ligament-deficient knee. J Orthop Res. 2000;18(1):109–15.
3. Deledda D, Rosso F, Cottino U, Bonasia DE, Rossi R. Results of meniscectomy and meniscal repair in anterior cruciate ligament reconstruction. Joints. 2015;3(3):151–7.
4. van Arkel ER, de Boer HH. Human meniscal transplantation. Preliminary results at 2 to 5-year follow-up. J Bone Joint Surg Br. 1995;77:589–95.
5. Sekiya JK, Giffin JR, Irrgang JJ, Fu FH, Harner CD. Clinical outcomes after combined meniscal allograft transplantation and anterior cruciate ligament reconstruction. Am J Sports Med. 2003;31:896–906.
6. Graf KW Jr, Sekiya JK, Wojtys EM. Long-term results after combined medial meniscal allograft transplantation and anterior cruciate ligament reconstruction: minimum 8.5-year follow-up study. Arthroscopy. 2004;20:129–40.
7. Saltzman BM, Meyer MA, Weber AE, Poland SG, Yanke AB, Cole BJ. Prospective clinical and radiographic outcomes after concomitant anterior cruciate ligament reconstruction and meniscal allograft transplantation at a mean 5-year follow-up. Am J Sports Med. 2017;45:550–62.

第 **15** 章

胫股软骨缺损伴力线不良

Christian Lattermann, Burak Altintas

主诉

膝内侧疼痛。

现病史

患者,女,34 岁,身体健康,不吸烟,是一名滑水运动员,主诉 2 年前出现膝关节内侧持续的非创伤性疼痛。患者自诉在运动后,有时在负重时,关节会暂时肿胀和疼痛。患者否认有任何不稳定的感觉。她偶尔会有肿胀和僵硬,但过一夜就好了。患者 10 年前行部分内侧半月板切除术。采用冰敷、仰卧位和抗炎药等非手术治疗均无法提供持久的缓解。

C. Lattermann (✉)
Brigham and Women's Hospital, Harvard Medical School,
Boston, MA, USA
e-mail: clattermann@bwh.harvard.edu

B. Altintas
Steadman Philippon Clinic, Vail, CO, USA

要点

- 部分半月板切除史：部分半月板切除是软骨变性的危险因素。尤其是活动后疼痛是可能的退行性改变的指标，而不是急性损伤。

体格检查

患者 BMI 指数为 23.5kg/m²。步态正常，下肢大体上呈内翻畸形。右膝无积液、软组织肿胀、红斑或发热。运动范围为 0°~135°。内侧隔室触诊有压痛且主要在胫骨近端。半月板测试（屈曲、压缩、旋转）为阴性。髌股关节良好。韧带检查未见异常。神经血管检查在正常范围内。

要点

- 内侧症状：内侧症状可能起源于关节，但也可能来自其他内侧结构，如鹅绒膜囊炎、半月板囊肿或 MCL 损伤。全面的检查非常重要，以确定这是特定的关节线或近端或远端关节。与活动前、活动中和活动后疼痛有关的问题是区分急性和慢性半月板损伤，以及稳定和不稳定半月板损伤的重要指标。最后，内侧负荷过重也会引起全身内侧疼痛。在任何情况下都应检查步态和对准。
- 渗出物：任何渗出物都可能是软骨损伤。非自身限制性渗出可能是更多的滑膜刺激，并可能同时发生 OA、RA 或严重负荷。渗出液在一夜之间消失并随特定情况再次出现，其结构可能与软骨或半月板损伤有关。

影像学检查

可进行标准的膝关节 X 线片（AP 和侧位）成像，以评估是否存在缺血性坏死、骨损伤或关节间隙狭窄。在这种情况下，平片显示关节间隙变窄(2mm)。下肢全长片(MTP-2)视图显示内翻不对齐 6°。由于 X 线片上关节间隙正常，采用 MRI 检查关节软骨和半月板的状态，MRI 显示股骨髁内侧有一个 2cm² 的软骨缺损，软骨下骨板完整。另外发现与先前的内侧半月板部分切除术影像学表现相一致。外侧半月板或韧带无损伤迹象。

要点

- 内翻导致力线不良：力线在决策中起着重要作用，因为力线不良可能导致关节两侧过载。轴性畸形的临床诊断应通过单腿负重(MTP-2)长腿定位 X 线片进行验证。

治疗方案

对于这例年轻、活跃的患者，应考虑以下几个方面，这例患者的持续症状与股骨内髁软骨损伤、内翻力线不良和先前的半月板缺损有关：

(1)在治疗计划中，评估至关重要。这例患者有内翻畸形，内侧伴有软骨损伤。包括截骨术的选择通常要求负重线位于受影响的关节腔。

(2)患者是半月板部分切除术后的状态，这使她患早期内侧 OA 的风险更高。如果诊断性关节镜检查显示内侧半月板再次破裂，则应进行清理。如果需要进行半月板次全切除或全切除，考虑患者较年轻，应考虑进行半月板移植。在需要关节置换手术的情况下，应告知患者其将来患晚期内侧 OA 的风险更高。应清楚地说明这一手术是为了减轻患者症状和防止早期置换。

(3)尽管证据可能不一致，通常建议将软骨损伤和力线不良联合治疗。选择的软骨形态类型可能是次要的，因为它应该以某种方式处理。

(4)不应注意患者的依从性能力和意愿。尤其是截骨术后负重受限的问题，应慎重讨论。

如果合并有软骨畸形的力线不良，首要目标应该是校正力线。必须对长腿站立位的 X 线片进行全面分析,以确定如何矫正畸形。膝内翻通常起源于胫骨,但也应测量股骨远端的角度。如果起源于胫骨近端,可进行内侧开放楔形或外侧闭合楔形胫骨高位截骨术(HTO)。胫骨向外翻的运动减少了作用于内侧室的力,但增加了外侧软骨的应力。因此,应记住,矫形过度可导致侧间隔迅速退化[1]。Tsukada 等最近的一项研究显示 17 个平均畸形度为($15°±1°$)的过度矫正膝关节和 54 个平均畸形度为($10°±2°$)的中度矫正膝关节在内侧室软骨修复组织比例方面无显著差异[2]。

恰当的患者选择、准确的术前计划、现代手术固定技术和快速康复是治疗退行性疾病、畸形和膝关节不稳的有效生物治疗方法,也是其他复杂关节表面和半月板软骨手术的辅助手段[3]。Bonasia 等分析影响预后的因素,发现高龄、肥胖、术后运动无法恢复等可能是早期失败的诱因。另一方面,具有良好膝关节功能和轻度关节退行性病变的年轻患者似乎是该手术的理想候选[4]。在关键或临界适应证中,临时使用可产生防止外翻的膝关节支具可以很好地预测 HTO 手术在疼痛缓解方面的未来结果[5]。对于无形态改变、轻度或中度畸形的 OA 患者,通常采用外侧闭合楔形 HTO。然而,改变胫骨的难度更大。影响截骨术选择的其他因素包括年龄、骨质量、髌骨高度和功能需求。有骨不连风险的患者,如高 BMI 的患者或吸烟者,如果作为手术候选,应尤其考虑闭合楔形截骨术[6]。截骨术的相对和绝对禁忌证包括严重的 OA 和对侧室软骨/半月板损伤、患侧骨丢失超过 3mm 关节不稳、活动范围缩小、伸展度损失>$10°$、屈膝<$90°$、需要矫正>$20°$、晚期膝关节不稳、病态肥胖、吸烟和类风湿关节炎或其他系统性关节疾病[7]。吸烟与膝关节软骨手术的结果之间的关系表明,吸烟对膝关节软骨手术有总体负面影响[8]。在软骨再生方面,最近的一项研究表明,楔状外翻术后软骨再生受 BMI、术前软骨退行性病变程度和术后肢体排列的影响。作者强调,应考虑基于 BMI 而非年龄的患者选择[9]。

保留胫腓关节和后外侧结构,以及调整胫骨是内侧开放 HTO 的主要优势。缺点在于由于有限的负重,有可能导致矫正失败和骨不连,同时康复时间更长。另一方面,横向闭合楔块 HTO 允许早期负重,骨不连和矫正损失的风险较小。然而,闭合楔形截骨术改变了胫骨的形状,这可能会使随后的关节置换复杂化[6]。并发症包括最严重的神经血管损伤(腓神经),以及胫骨平台的非/畸形愈合、感染、深静脉血栓形成和术中骨折[10]。

对 533 例患者的回顾性分析显示, 即使在有高度软骨损伤的老年患者中,内翻性 OA 术后 HTO 也有良好的中期疗效[11]。Jung 等的结果表明,在无软骨再生策略的情况下,内侧开放楔形 HTO 充分矫正内翻畸形 2 年后, 股骨内侧髁和胫骨内侧平台的退行性变软骨可部分或全部被新生软骨覆盖[12]。然而,这些结果应被谨慎解释,因为这是短期随访且没有组织学评价。其他有短期随访的研究报道了有希望的结果[13,14]。Bode 等分析 51 例患者的预后, 报道 5 年生存率超过 96%, 认为 HTO 是一种可靠的治疗方案,60 个月后临床疗效满意且稳定[15]。Hantes 等证明带锁定钢板的内侧开放楔形 HTO 是治疗 45 岁以下患者活动期 OA 的有效方法,临床和放射学结果满意,术后 12 年生存率为 95%[16]。HTO 治疗活动期膝关节内侧室 OA 后的运动活动研究显示, 患者临床效果良好,可以恢复到与术前水平相似的运动和娱乐活动[17]。

尽管有大量文献支持开放楔形 HTO 治疗膝内翻畸形,Kanamaya 等在闭合楔形截骨术后的短期随访中显示 JOA 评分改善[18]。此外,最近一项比较两种技术的研究显示,在平均 7.9 年的随访后,接受闭合边缘截骨术的患者临床效果良好[19]。

对于有可修复的软骨缺损且未发展为 OA 的患者, 应在截骨术时解决内侧间隔的软骨损伤问题[20]。在美国,HTO 与 ACI 和开放性骨软骨同种异体移植联合应用的比率显著提高[21]。然而,在本章中,我们将集中讨论骨髓刺激疗法。Parker 等在对内侧开口楔块 HTO 患者的 MRI 随访研究中显示,在非负重期后,内侧室的变化率从阴性变为阳性,表明关节软骨恢复的潜力继发于机械环境的改善[22]。33 例膝内翻伴内侧软骨磨损的患者在使用外固定器和微骨折术进行 HTO 治疗后的早期结果显示 WOMAC 和 Lysholm 评分显著改善[23]。HTO 与软骨表面修复术联合应用于 91 个膝关节,至少随访 5 年,被认为是治疗严重内侧 OA 和内翻畸形的有效方法,因为 95.2%的高生存率表明,在大多数患者中,关节置换术可以推迟[24]。相反,另一项研究表明,软骨下钻孔对内侧开放楔形 HTO 后 2 年的结果没有影响[25]。Akizuki 等的结果表明,术后 12 个月左右,在行 HTO 的内侧室 OA 患者中,64%的再生组织由纤维软骨组成。然而,术后 2~9 年,伴随或未伴随软骨治疗的患者的临床结果无差异[26]。

生存率分析显示,在 HTO/微骨折术联合治疗后进行膝关节置换的患者中,7 年内,91%的患者的生存率平均延迟 81.3 个月。作者指出,手术中半月板内侧损伤的患者进行关节置换的可能性是未手术患者的 9.2 倍[27]。这强调了在我们的病例中,向患者提供足够信息的重要性,因为其半月板部分切除的病史使她面临更大的失败风险。Harris 等在 18 例接受内翻或外翻截骨术联合半月板移植和关节软骨手术的患者中,发现长期随访的临床结果评分有统计学意义和临床意义的改善。软骨或半月板翻修(或两者同时翻修)和 TKA 的发生率较低,但再次手术的发生率较高[28]。这突出了保留半月板在这一患者群体中的重要性。

Kim 等的结果显示,尽管临床结果未反映出一年后组织修复的差异,在 HTO 患者的软骨修复质量方面,胶原增强的微骨折术优于微骨折后的软骨修复[29]。膝关节内翻畸形患者内侧开放楔形 HTO 后,关节腔内注射自体外周血干细胞和 HA,后期在关节镜下钻取软骨下骨,对内侧间室关节软骨进行组织学评价,显示再生软骨与自然软骨非常相似[30]。另一项研究表明,关节内注射培养的间充质干细胞可有效改善伴有软骨缺损的膝内翻患者 HTO 和微骨折术的短期临床和MOCART的结果[31]。然而,需要更长时间的随访研究,来为这些新的治疗方法增加更多的实质性证据。

这些技术的优缺点见表 15.1。

表 15.1　不同的治疗方法

技术	优势	劣势
非截骨术骨髓刺激术	易于操作	短期效益
	术后容易康复	只是暂时的缓解
软骨切除术	长期功能结果	严格的术后康复,限制负重
	潜在原因的处理	并发症风险增加,包括骨不
	如果需要, 以后可能转	连
	换为其他治疗方案	
膝关节单髁置换术	早期症状缓解	破坏了将来重建的桥梁
		患者很可能在将来某个时
		候需要再次手术

技术说明

　　由于上述观点, 该患者首选的治疗方法是关节镜下胫骨外翻高位截骨术。患者仰卧在手术台上。在诊断性关节镜检查中,发现股骨髁内侧负重区内 10mm×20mm 厚的软骨损伤(图 15.1)。确认无韧带损伤后,进行微骨折术(图 15.2)。用探针对内侧半月板的稳定性测试没有显示任何再破裂,这需要进一步治疗(图 15.3)。

　　关节镜检查后,在胫骨粗隆和胫骨关节线后内侧缘之间做一个 7~8cm 的切口(图 15.4)。将缝匠肌筋膜在鹅足半腱肌附着点上方纵向切开。从胫骨上松开腿筋并部分分离内侧浅副韧带后,沿着胫骨后部插入一个 Hohmann 牵开器。Agneskirchner 等在生物力学研究中表明,为了有效地使内侧关节间隙减压,外翻开放楔形 HTO 后,MCL 远端纤维的完全释放是必要的[32]。Hohmann 牵开器的使用有助于保护后间室的神经血管结构。在透视下,在胫骨内侧干骺端向腓骨头顶端的过渡区引入一根 2mm 克氏针(图 15.5)。需要注意的是一旦到达外侧皮质就停止钻孔,以免损伤腓神经。另一根克氏针沿着计划的截骨术水平与第一根平行放置。下一步,使用摆锯进行水平切割,锯的末端位于外侧皮质内侧

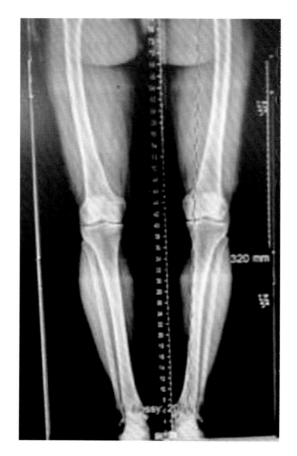

图 15.1 左膝内翻畸形的下肢全长片。

约 1cm 处。完成后皮质截骨很重要。然后，在胫骨粗隆(TT)的后面做一个前升切口。必须注意不要损伤髌腱或引起 TT 的分离。TT 最小厚度约为 10mm，以将断裂风险降至最低(图 15.6)。校准后的摆锯有用，但应根据需要，使用图像增强器进行正确切割。随着经验的增长，外科医师将能够控制患者的辐射剂量。截骨术完成后，将截骨凿插入克氏针上方的横截骨中，直到小心锤击的侧面骨铰链。然后在第一凿和导丝之间插

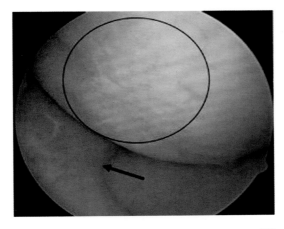

图 15.2　左膝股骨内侧髁 3a 级软骨损伤(圆圈表示 2cm×2cm 面积)。箭头指示内侧半月板前、中轮廓正常。

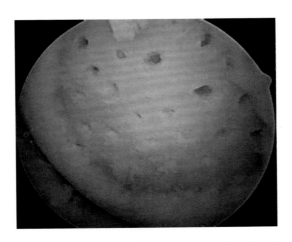

图 15.3　软骨下骨缺损清理及边缘稳定后软骨缺损的微骨折术治疗。

入第二截骨凿。在前两个之间插入额外的凿,以逐渐扩大截骨术。所需的矫正是通过在截骨术部位的最后部使用扩张器来实现的。这样就可以形成梯形间隙,将胫骨坡度增加的风险降到最低。如三维有限元模型

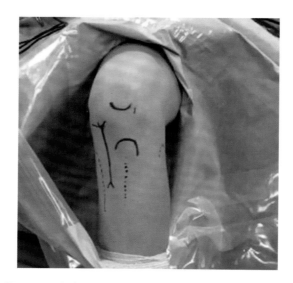

图 15.4 从关节线到胫骨结节远端 2~3cm 的内侧切口。

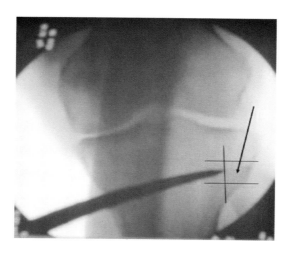

图 15.5 在透视下,将导丝插入横向靶区。它应该位于腓骨顶端和腓骨底部之间外侧皮质的 1cm 范围内。这将防止横向突破。骨刀(在这里可见)沿着导丝。

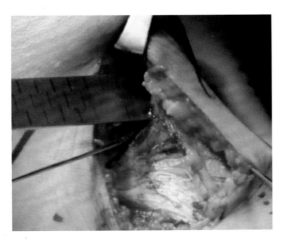

图 15.6　在定位导丝的情况下，开始使用 Army-Navy 牵开器进行双平面截骨术，以稍微 a/p 角的位置抬高髌腱，并小心地将结节划向截骨术平面。截骨术的位置应使结节不小于 1cm，以防止结节骨折。

所示，关节线倾角超过 5° 会导致胫骨关节软骨产生过大的剪切应力。因此，应注意力线的一致性[33]。经适当校正后，取出凿子，借助影像增强器下连接股骨头中心和踝关节中心的杆。接下来，在胫骨近端内侧皮下插入 4.5mm 锁定钢板。轴部必须与胫骨骨干一致，以避免在前后方向悬垂。钢板必须桥接截骨，近端部分必须平行于距关节线约 1cm 的软骨下斜坡。正确定位后，通过将克氏针插入近端的中心钻套来固定钢板。用锁定螺钉固定钢板的近端后，远端与膝关节层全伸展固定（图 15.7）。如果需要，在固定远端之前，可以借助皮质螺钉压缩外侧铰链。截骨间隙可用异体骨或自体骨填充。对开放性楔形截骨术的系统回顾显示了良好的中短期疗效和可接受的并发症率。延迟愈合/骨不连发生率最低的是自体骨填充截骨术[34]。手术后，MCL 和腘绳肌腱将被钢板覆盖。

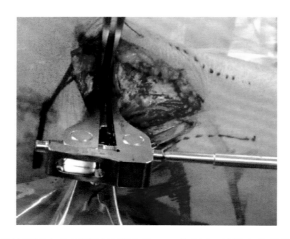

图 15.7 将截骨平面小心切割至外侧皮质 1cm 范围内,并插入楔形物(在这种情况下为可变螺距楔形物),以将截骨打开至预定角度。然后选择固定器将截骨固定到位。为了不降低胫骨后倾角,截骨后长度和宽度必须与前裂相等或大于后裂,这一点很重要。

术后康复方案

手术后,患者用拐杖部分负重(当前体重的 10%~15%)活动 6 周,随后几周逐渐增加负重。立即开始股四头肌强化训练。患者每天 4h 不受限制地持续被动运动 6 周,同时开始物理治疗,重点是缓解炎症。

(冀全博 译　肖璟波 校)

参考文献

1. Amis AA. Biomechanics of high tibial osteotomy. Knee Surg Sports Traumatol Arthrosc. 2013;21(1):197–205. https://doi.org/10.1007/s00167-012-2122-3.
2. Tsukada S, Wakui M. Is overcorrection preferable for repair of degenerated articular cartilage after open-wedge high tibial osteotomy? Knee Surg Sports Traumatol Arthrosc. 2017;25(3):785–92. https://doi.org/10.1007/s00167-015-3655-z.

3. Smith JO, Wilson AJ, Thomas NP. Osteotomy around the knee: Evolution, principles and results. Knee Surg Sports Traumatol Arthrosc. 2013;21(1):3–22. https://doi.org/10.1007/s00167-012-2206-0.

4. Bonasia DE, Dettoni F, Sito G, et al. Medial opening wedge high tibial osteotomy for medial compartment overload/arthritis in the varus knee. Am J Sports Med. 2014;42(3):690–8. https://doi.org/10.1177/0363546513516577.

5. Minzlaff P, Saier T, Brucker PU, Haller B, Imhoff AB, Hinterwimmer S. Valgus bracing in symptomatic varus malalignment for testing the expectable "unloading effect" following valgus high tibial osteotomy. Knee Surg Sports Traumatol Arthrosc. 2015;23(7):1964–70. https://doi.org/10.1007/s00167-013-2832-1.

6. Gomoll AH, Filardo G, Almqvist FK, et al. Surgical treatment for early osteoarthritis. Part II: Allografts and concurrent procedures. Knee Surg Sports Traumatol Arthrosc. 2012;20(3):468–86. https://doi.org/10.1007/s00167-011-1714-7.

7. Gomoll AH, Angele P, Condello V, et al. Load distribution in early osteoarthritis. Knee Surg Sports Traumatol Arthrosc. 2016;24(6):1815–25. https://doi.org/10.1007/s00167-016-4123-0.

8. Kanneganti P, Harris JD, Brophy RH, Carey JL, Lattermann C, Flanigan DC. The effect of smoking on ligament and cartilage surgery in the knee. Am J Sports Med. 2012;40(12):2872–8. https://doi.org/10.1177/0363546512458223.

9. Kumagai K, Akamatsu Y, Kobayashi H, Kusayama Y, Koshino T, Saito T. Factors affecting cartilage repair after medial opening-wedge high tibial osteotomy. Knee Surg Sports Traumatol Arthrosc. 2017;25(3):779–84. https://doi.org/10.1007/s00167-016-4096-z.

10. Gardiner A, Gutiérrez Sevilla GR, Steiner ME, Richmond JC. Osteotomies about the knee for tibiofemoral malalignment in the athletic patient. Am J Sports Med. 2010;38(5):1038–47. https://doi.org/10.1177/0363546509335193.

11. Floerkemeier S, Staubli AE, Schroeter S, Goldhahn S, Lobenhoffer P. Outcome after high tibial open-wedge osteotomy: A retrospective evaluation of 533 patients. Knee Surg Sports Traumatol Arthrosc. 2013;21(1):170–80. https://doi.org/10.1007/s00167-012-2087-2.

12. Jung W-H, Takeuchi R, Chun C-W, et al. Second-look arthroscopic assessment of cartilage regeneration after medial opening-wedge high tibial osteotomy. Knee Surg Sports Traumatol Arthrosc. 2014;30(1):72–9. https://doi.org/10.1016/j.arthro.2013.10.008.

13. Niemeyer P, Koestler W, Kaehny C, et al. Two-year results of open-wedge high tibial osteotomy with fixation by medial plate

fixator for medial compartment arthritis with varus malalignment of the knee. Arthroscopy. 2008;24(7):796–804. https://doi.org/10.1016/j.arthro.2008.02.016.

14. Niemeyer P, Schmal H, Hauschild O, Von Heyden J, Sdkamp NP, Kstler W. Open-wedge osteotomy using an internal plate fixator in patients with medial-compartment gonarthritis and varus malalignment: 3-year results with regard to preoperative arthroscopic and radiographic findings. Arthroscopy. 2010;26(12):1607–16. https://doi.org/10.1016/j.arthro.2010.05.006.

15. Bode G, von Heyden J, Pestka J, et al. Prospective 5-year survival rate data following open-wedge valgus high tibial osteotomy. Knee Surg Sports Traumatol Arthrosc. 2015;23(7):1949–55. https://doi.org/10.1007/s00167-013-2762-y.

16. Hantes ME, Natsaridis P, Koutalos AA, Ono Y, Doxariotis N, Malizos KN. Satisfactory functional and radiological outcomes can be expected in young patients under 45 years old after open wedge high tibial osteotomy in a long-term follow-up. Knee Surg Sports Traumatol Arthrosc. 2017. https://doi.org/10.1007/s00167-017-4816-z.

17. Salzmann GM, Ahrens P, Naal FD, et al. Sporting activity after high tibial osteotomy for the treatment of medial compartment knee osteoarthritis. Am J Sports Med. 2009;37(2):312–8. https://doi.org/10.1177/0363546508325666.

18. Kanamiya T, Naito M, Hara M, Yoshimura I. The influences of biomechanical factors on cartilage regeneration after high tibial osteotomy for knees with medial compartment osteoarthritis: Clinical and arthroscopic observations. Arthroscopy. 2002;18(7):725–9. https://doi.org/10.1053/jars.2002.35258.

19. van Egmond N, van Grinsven S, van Loon CJM, Gaasbeek RD, van Kampen A. Better clinical results after closed- compared to open-wedge high tibial osteotomy in patients with medial knee osteoarthritis and varus leg alignment. Knee Surg Sports Traumatol Arthrosc. 2016;24(1):34–41. https://doi.org/10.1007/s00167-014-3303-z.

20. Schultz W, Göbel D. Articular cartilage regeneration of the knee joint after proximal tibial valgus osteotomy: a prospective study of different intra- and extra-articular operative techniques. Knee Surg Sports Traumatol Arthrosc. 1999;7(1):29–36. https://doi.org/10.1007/s001670050117.

21. Montgomery SR, Foster BD, Ngo SS, et al. Trends in the surgical treatment of articular cartilage defects of the knee in the United States. Knee Surg Sports Traumatol Arthroscz. 2014;22(9):2070–5. https://doi.org/10.1007/s00167-013-2614-9.

22. Parker DA, Beatty KT, Giuffre B, Scholes CJ, Coolican MRJ. Articular cartilage changes in patients with osteoarthritis after osteotomy. Am J Sports Med. 2011;39(5):1039–45. https:// doi.org/10.1177/0363546510392702.

23. Sterett WI, Steadman JR. Chondral resurfacing and high tibial osteotomy in the varus knee. Am J Sports Med. 2004;32(5):1243–9. https://doi.org/10.1177/0363546503259301.

24. Schuster P, Schulz M, Mayer P, Schlumberger M, Immendoerfer M, Richter J. Open-wedge high tibial osteotomy and combined abrasion/microfracture in severe medial osteoarthritis and varus malalignment: 5-year results and arthroscopic findings after 2 years. Arthrosc J Arthrosc Relat Surg. 2015;31(7):1279–88. https://doi.org/10.1016/j.arthro.2015.02.010.

25. Jung W-H, Takeuchi R, Chun C-W, Lee J-S, Jeong J-H. Comparison of results of medial opening-wedge high tibial osteotomy with and without subchondral drilling. Arthrosc J Arthrosc Relat Surg. 2015;31(4):673–9. https://doi.org/10.1016/j. arthro.2014.11.035.

26. Akizuki S, Yasukawa Y, Takizawa T. Does arthroscopic abrasion arthroplasty promote cartilage regeneration in osteoarthritic knees with eburnation? A prospective study of high tibial osteotomy with abrasion arthroplasty versus high tibial osteotomy alone. Arthrosc J Arthrosc Relat Surg. 1997;13(1):9–17. https:// doi.org/10.1016/S0749-8063(97)90204-8.

27. Sterett WI, Steadman JR, Huang MJ, Matheny LM, Briggs KK. Chondral resurfacing and high tibial osteotomy in the varus knee. Am J Sports Med. 2010;38(7):1420–4. https://doi. org/10.1177/0363546509360403.

28. Harris JD, Hussey K, Wilson H, et al. Biological knee reconstruction for combined malalignment, meniscal deficiency, and articular cartilage disease. Arthrosc J Arthrosc Relat Surg. 2015;31(2):275–82. https://doi.org/10.1016/j.arthro.2014.08.012.

29. Kim MS, Koh IJ, Choi YJ, Pak KH, In Y. Collagen augmentation improves the quality of cartilage repair after microfracture in patients undergoing high tibial osteotomy: a randomized controlled trial. Am J Sports Med. 2017;45(8):1845–55. https://doi. org/10.1177/0363546517691942.

30. Saw K-Y, Anz A, Jee CS-Y, Ng RC-S, Mohtarrudin N, Ragavanaidu K. High tibial osteotomy in combination with chondrogenesis after stem cell therapy: a histologic report of 8 cases. Arthrosc J Arthrosc Relat Surg. 2015;31(10):1909–20. https://doi.org/10.1016/j.arthro.2015.03.038.

31. Wong KL, Lee KBL, Tai BC, Law P, Lee EH, Hui JHP. Injectable cultured bone marrow-derived mesenchymal stem cells in

varus knees with cartilage defects undergoing high tibial oste-otomy: A prospective, randomized controlled clinical trial with 2 years' follow-up. Arthroscopy. 2013;29(12):2020–8. https://doi.org/10.1016/j.arthro.2013.09.074.

32. Agneskirchner JD, Hurschler C, Wrann CD, Lobenhoffer P. The effects of valgus medial opening wedge high tibial osteotomy on articular cartilage pressure of the knee: a biomechanical study. Arthroscopy. 2007;23(8):852–61. https://doi.org/10.1016/j.arthro.2007.05.018.

33. Nakayama H, Schröter S, Yamamoto C, et al. Large correction in opening wedge high tibial osteotomy with resultant joint-line obliquity induces excessive shear stress on the articular cartilage. Knee Surg Sports Traumatol Arthroscz. 2017:1–6. https://doi.org/10.1007/s00167-017-4680-x.

34. Lash NJ, Feller JA, Batty LM, Wasiak J, Richmond AK. Bone grafts and bone substitutes for opening-wedge osteotomies of the knee: a systematic review. Arthroscopy. 2015;31(4):720–30. https://doi.org/10.1016/j.arthro.2014.09.011.

第 16 章

胫骨软骨缺损

Kevin C. Wang, Rachel M. Frank, Brian J. Cole

临床病例

病史

　　患者,男,56 岁,主诉数月来左膝外侧疼痛。患者自述膝关节疼痛呈阵发性,无明显特殊诱因。自发病以来,疼痛一直在缓慢恶化。疼痛通常局限于膝关节外侧,偶有内侧疼痛。患者自述膝关节偶发肿胀,通常与活动有关。他给自己的平均疼痛评估为 3/10 分,但他说任何负重活动都会加重疼痛,尤其是旋转时,以及扭着身子或上下楼梯时,这种疼痛通常在一天快结束时会更严重。在行走时,患者偶尔会感到运动受阻

K. C. Wang
Department of Orthopedics, Icahn School of Medicine
at Mount Sinai, New York, NY, USA

R. M. Frank
Department of Orthopaedic Surgery, University of Colorado
School of Medicine, Aurora, CO, USA

B. J. Cole (✉)
Department of Orthopedic Surgery, Rush University Medical
Center, Chicago, IL, USA
e-mail: brian.cole@rushortho.com

或出现交锁症状。患者否认膝关节后有任何疼痛。因此,他的表现可以总结为单侧的,与肿胀相关的负重性疼痛。

患者最初根据需要使用抗炎药进行治疗, 并接受了一系列 HA 注射。患者通过治疗症状得到缓解,但效果并不满意。患者未接受过任何类固醇注射或膝关节手术,也未接受过任何严格的物理治疗。

体格检查

体格检查时,患者身高 1.73m,体重 83kg(BMI 约为 27kg/m²),没有明显的痛苦,可以走动,且无明显困难。患者左膝有轻度积液,沿外侧关节线有轻度触诊压痛。活动范围为 0°~125°。患者股四头肌运动强度为 5/5,未见明显萎缩。股骨外侧髁触诊无压痛。

影像学检查

X 线片提示关节间隙良好, 无内侧或外侧关节间隙狭窄证据 (图 16.1),无髌股关节病的证据。MRI 显示胫骨外侧平台局部软骨缺损伴软骨下水肿(图 16.2)。其余结构,包括外侧半月板和股骨软骨完好。

处理和治疗方案选择

患者的表现与胫骨外侧平台的局部软骨缺损相一致。该缺损在影像学上的位置与患者的临床表现和体格检查结果相一致。与患者讨论了可能的治疗方案,包括继续保守治疗等。治疗计划为关节镜诊断和指标评估, 如果发现与孤立的胫骨平台缺损相一致, 则使用生物支架(Arthrex)和 PRP 增强骨髓刺激治疗缺损。

其他治疗胫骨平台缺损的方法包括单独的微骨折术、MACI、异体骨软骨移植或自体骨移植。MACI 是一种具有挑战性的技术且需要专门的设备,只有当医师对其他适应证使用 MACI 感到满意时,才应考虑 MACI。在胫骨平台,关节的几何结构和显露等为骨软骨同种异体或自体骨移植的应用提出了挑战,如果考虑到应用这些技术,医务人员应谨

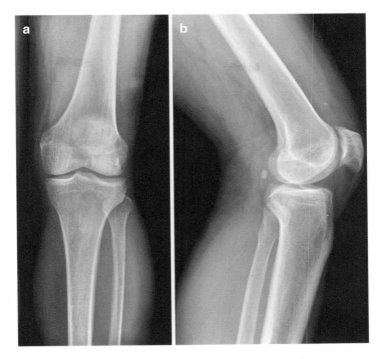

图 16.1　术前计划站立 AP(a)和侧位(b)造影。

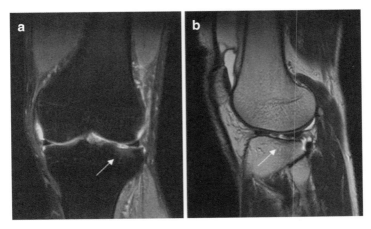

图 16.2　术前冠状位(a)和矢状位(b)MRI 显示孤立的胫骨平台关节软骨损伤(白色箭头)和相关的骨髓水肿改变。

慎行事。这些技术通常也需要一个开放式入路,包括切除远端 MCL。

对于任何类型的关节软骨缺损患者, 在需要时考虑并处理伴随的病理非常重要。针对这些适应证发表的大多数研究是有关股骨髁病变,但类似的治疗原则可能也适用于胫骨平台病变的治疗。在胫骨病变的同时,相应的股骨髁软骨也可能发生缺损,应予以处理。此外,韧带不稳定和半月板病变的患者应同时进行韧带重建或异体半月板移植(MAT),以提高成功的概率。

外科技术

诊断性关节镜检查

诊断性关节镜检查是通过标准的内侧下入路和外侧下入路进行的。对膝关节进行半月板、韧带和关节软骨的病理检查。具体来说,股骨髁、半月板和胫骨平台在外侧进行评估。镜下观察到退化的内侧半月板撕裂约 10%, 退化的外侧半月板撕裂 10%~20%。此外, 镜下发现约 20mm×20mm 的滑车缺损,但相对稳定。在胫骨外侧平台上发现了一个分层区域,其长度约为 15mm,宽度约为 6mm(图 16.3)。用 4.5mm 旋转刨刀清理到一个稳定的边缘。

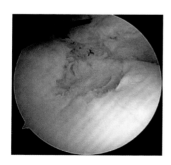

图 16.3 术中关节镜下的胫骨平台软骨缺损图像。

骨髓刺激

在骨髓刺激前,刮除钙化层。边缘用剃刀去除,以在缺损边缘建立稳定的垂直壁。利用关节镜在软骨下板上形成非创伤性穿孔,使骨髓间充质干细胞得以进入。这些孔间距为 2~3mm,避免融合,以减少异位骨形成的可能性(图 16.4)。

BioCartilage 和 PRP 的应用

用脑棉干燥微骨折部位, 以优化 BioCartilage 和 PRP 混合物的黏附性 (图 16.5a)。使用止血带来减少该区域的出血 (图 16.5b)。BioCartilage/PRP 混合物是在膝关节外制备的,并引入缺损内,注意不要过度填充缺损。将 BioCartilage/PRP 混合物的表面压平,使其略低于周围关节软骨的水平。适当使用 BioCartilage/PRP 混合物后,在混合物上涂上纤维蛋白胶,注意不要过度使用胶水,以降低粘在相反的表面上的风险。在运动测试之前,纤维蛋白胶应固化 7min,以使脱出风险最小化(图 16.6)。

术后护理

由于应用 BioCartilage,患者术后立即进行无负重的 CPM,持续 1 周。1 周后,开始每天 6h 的 CPM 和 ROM 运动。术后 6 周,开始缓慢增加负荷,每周增加 25%。术后 8 周开始进一步加强锻炼,在耐受范围内

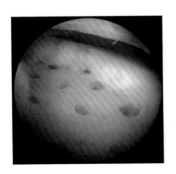

图 16.4　经刮除和钻孔软骨下骨穿孔后胫骨平台病变的关节镜图像。

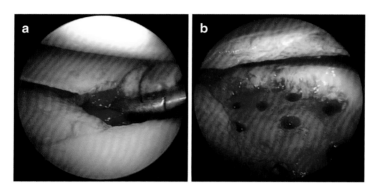

图 16.5 (a) 关节镜下胫骨平台软骨缺损图像。(b) 关节镜下应用 BioCartilage 前胫骨软骨完整病变的图像。

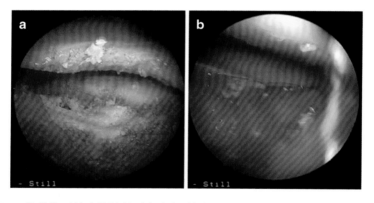

图 16.6 关节镜下单独的胫骨平台病变,填充 BioCartilage/PRP 混合物 (a) 后,用纤维蛋白胶封闭缺损 (b)。

进一步加强负重活动。术后 6 个月开始功能活动,8 个月经医师许可恢复完全活动。

文献回顾

关于膝关节软骨损伤的治疗方法和治疗结果已有文献报道,但主要集中于股骨髁和髌股关节的损伤,很少有关于胫骨平台[1]治疗的详细研究。由于缺乏有效的文献资料,外科医师对这类缺损的治疗缺乏临床指导。微骨折术由于技术相对简单,并发症发生率低,通常是关节软骨缺损的首选治疗方法,但其长期疗效一直受到质疑[2-4]。此外,骨软骨移植(自体和异体)在膝关节软骨缺损中也有成功应用[5,6],但存在挑战性[7-9]。骨软骨移植已显示出对更严重的胫骨平台软骨缺损的积极效果,技术上的挑战和对周围结构的潜在损伤,使得在使用这些方法时需谨慎。

除直接治疗软骨损伤外,机械力线维持可能是治疗胫骨平台缺损的有效策略,HTO 可减少病变间室[9]的机械负荷。最近的一项研究表明,ICRS 报道单独使用 HTO 可治疗患者胫骨平台内侧软骨损伤的34.6%。在最后的随访中,患者报道的结果评分也显著提高,然而,这些与 ICRS 分级[10]无关。这篇文献表明,当内翻时,HTO 作为一种单独的和伴随的治疗手段,可以有效地治疗胫骨平台病变,特别是内侧间室病变。在目前的病例中,患者未发生力线不良,但对于内翻力线不良的病例,HTO 仍应予以慎重考虑。

微骨折术的长期耐久性通常归因于机械下纤维软骨的发育。新的辅助治疗方法已被开发出来,以期改善透明软骨再生和微骨折术的长期耐久性[2,11]。在动物模型中,BioCartilage(Arthrex,Naples,FL)是一种同种异体软骨产物,与 PRP 相结合,是一种很有前途的生物制剂。类似的结果也出现在 BMAC[12]上。临床结果仍有待确定,但在研究中使用BioCartilage/PRP 或 BMAC 来使微骨折术强化已被证明可以改善透明软骨再生。这些治疗策略可能通过影响软骨填充物的类型来提高微骨折术治疗的长期耐久性。

适当治疗胫骨平台病变的临床证据有限,但同样的治疗原则适用于软骨缺损的治疗。如上所述,应谨慎使用在逻辑上合理而不增加风险的技术。因此,该领域的治疗应侧重于微骨折术强化和细胞治疗。

要点和技巧

- 避免过度使用 BioCartilage/PRP 混合物,因为如果其高于周围软骨边缘,剪切应力很容易将其去除。
- 对于内侧间室受累导致内翻畸形的 HTO,应慎重考虑。
- 操作顺序:
  - 标准前外侧关节镜入路。
  - 诊断关节镜检查。
  - 有症状的关节软骨损伤清理。
  - 软骨下微骨折术。
  - 从膝关节排出生理盐水,干燥微骨折部位。
  - 制备 BioCartilage/PRP 混合物。
  - 使用 BioCartilage/PRP 混合物并均匀涂抹,注意不要超过周围关节软骨边缘的高度。
  - 应用纤维蛋白胶固定 BioCartilage/PRP 混合物。
  - 以标准方式闭合伤口。

(郑清源 译　冀全博 校)

参考文献

1. Wajsfisz A, Makridis KG, Djian P. Arthroscopic retrograde osteochondral autograft transplantation for cartilage lesions of the tibial plateau: a prospective study. Am J Sports Med. 2013;41(2):411–5.
2. Frank RM, Cotter EJ, Nassar I, Cole B. Failure of bone marrow stimulation techniques. Sports Med Arthrosc Rev. 2017;25(1):2–9.
3. Cole BJ, Pascual-Garrido C, Grumet RC. Surgical management of articular cartilage defects in the knee. J Bone Joint Surg Am. 2009;91(7):1778–90.
4. Miller BS, Briggs KK, Downie B, Steadman JR. Clinical outcomes following the microfracture procedure for chondral defects of the

knee: a longitudinal data analysis. Cole BJ, Kercher JS, editors. Cartilage. 2010;1(2):108–12.

5. Frank RM, Lee S, Levy D, Poland S, Smith M, Scalise N, et al. Osteochondral allograft transplantation of the knee: analysis of failures at 5 years. Am J Sports Med. 2017:0363546516676071.

6. Oliver-Welsh L, Griffin JW, Meyer MA, Gitelis ME, Cole BJ. Deciding how best to treat cartilage defects. Orthopedics. 2016;39(6):343–50.

7. Gross AE, Shasha N, Aubin P. Long-term followup of the use of fresh osteochondral allografts for posttraumatic knee defects. Clin Orthop. 2005;NA(435):79–87.

8. Ronga M, Grassi FA, Bulgheroni P. Arthroscopic autologous chondrocyte implantation for the treatment of a chondral defect in the tibial plateau of the knee. Arthrosc J Arthrosc Relat Surg. 2004;20(1):79–84.

9. Ueblacker P, Burkart A, Imhoff AB. Retrograde cartilage transplantation on the proximal and distal tibia. Arthrosc J Arthrosc Relat Surg. 2004;20(1):73–8.

10. Kim K-I, Seo M-C, Song S-J, Bae D-K, Kim D-H, Lee SH. Change of chondral lesions and predictive factors after medial open-wedge high tibial osteotomy with a locked plate system. Am J Sports Med. 2017:0363546517694486.

11. Fortier LA, Chapman HS, Pownder SL, Roller BL, Cross JA, Cook JL, et al. BioCartilage improves cartilage repair compared with microfracture alone in an equine model of full-thickness cartilage loss. Am J Sports Med. 2016;44(9):2366–74.

12. Fortier LA, Potter HG, Rickey EJ, Schnabel LV, Foo LF, Chong LR, et al. Concentrated bone marrow aspirate improves full-thickness cartilage repair compared with microfracture in the equine model. J Bone Jt Surg Am. 2010;92(10):1927–37.

第 4 部分

综述和证据

第 17 章

膝关节软骨损伤的循证治疗

Kyle R. Duchman, Jonathan C. Riboh

引言

膝关节软骨损伤是关节镜检查时常见的发现[1,2],在年轻的运动患者中尤其普遍[3]。膝关节孤立关节软骨损伤的自然史仍是一个持续争论的领域[4,5],但近年来,美国对这些损伤的外科治疗的应用显著增加[6,7]。外科手术的应用增加,并且有大量文献报道了膝关节软骨损伤,但当涉及损伤的治疗时,仍然存在很多问题,而不是答案[8]。以下将对膝关节软骨损伤治疗的最佳证据进行回顾,同时提供最新的修复和治疗方案、推荐的治疗策略,以及未来的研究和临床改进方向。

K. R. Duchman
Department of Orthopaedic Surgery, University of Iowa Hospitals
and Clinics, Iowa City, IA, USA

J. C. Riboh (✉)
Department of Orthopaedic Surgery, Duke University Medical
Center, Durham, NC, USA
e-mail: jonathan.riboh@duke.edu

当前文献的质量:什么是可用的最佳证据

初级临床文献的数量相对较多, 但致力于膝关节软骨病变的临床研究的质量仍然较低。研究质量的局限性在十多年前就被认识到了[9]。目前,同样的问题,包括与结果报告缺乏一致性和未能跨领域跟踪结果继续困扰着主要研究[10]。在现有的关于膝关节软骨损伤的文献中,大约76%的文献可以归类为Ⅳ级证据, 只有 8%和7%的文献可以归类为Ⅰ级或Ⅱ级证据[8]。此外,关于这个主题的证据的质量并没有随着时间的推移而改善,尽管之前已经认识到文献中的缺陷。由于这些限制,临床研究结果被谨慎解读,并缺乏一致的声明支持。

目前可用的软骨修复技术

骨髓刺激

骨髓刺激技术包括经关节或逆行钻孔和微骨折术,其中,微骨折术最常用于治疗膝关节软骨损伤。微骨折术,最初是在 20 世纪 90 年代由 Richard Steadman 通过软骨下骨[11]的穿透获得骨髓间充质干细胞,从而产生Ⅰ型纤维软骨。由于可用性广泛,以及相对于其他软骨修复的技术难度较低且步骤单一, 微骨折术被认为是目前常用的膝关节软骨修复技术[6]。尽管如此,仍有人担心随着时间的推移,微骨折术后短期预后的改善会恶化[12],这可能是由于该手术未能在组织学上构造透明软骨[13]。

微骨折术在技术方面自其最初描述以来基本上未做任何改良,但人们对使用微骨折术时增加辅助材料的兴趣越来越大。增强的微骨折技术, 通常包括添加有或没有干细胞或外周血添加剂的脱细胞基质产品,以期改善组织学和临床结果(图 17.1)。早期的结果很有希望[14-16],但这些改良仍然相对较新,与单独的微骨折术或其他软骨修复技术相比,结果仍需要进一步探索。

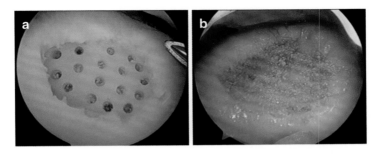

图 17.1　(a)关节镜下制备的大滑车软骨缺损,边缘稳定,软骨下骨穿透,伴微骨折。(b)采用关节镜技术,脱细胞软骨基质应用于制备的缺损,然后用纤维蛋白胶封闭。

细胞疗法

对于膝关节软骨损伤,目前可用的细胞治疗方法包括 ACI 或异体软骨微粒移植。ACI 已经存在了几十年,随着时间的推移,它经历了几个衍生版本。ACI 是一个双阶段的过程,需要一个初始的关节镜活检,以获取软骨细胞,通过专有手段进行分离和扩增,然后在第二次手术过程中植入细胞[17]。ACI 技术需要骨膜补片或胶原膜来包含细胞[18]。最近,基质诱导的 ACI 在美国开始使用,解决了许多与早期 ACI 技术相关的技术挑战(图 17.2)[19]。ACI 已显示出产生"透明状"软骨的能力[13],并且对供体部位发病率低的大病变也有效。双阶段步骤仍然是其主要缺点,但目前已经显示了有希望的临床结果[20]。

同种异体软骨微粒是一种现成的产品,可用于单阶段治疗膝关节软骨病变且无供区病变的情况[21,22]。作为一种新的治疗方法,随机或比较研究仍不足以明确具体适应证[23]。研究表明,与成人同种异体软骨相比,同种异体幼年软骨微粒移植物可能具有更好的修复关节软骨表面的能力[24]。随着新产品的出现,在临床研究中考虑供体年龄对结果的影响将非常重要。这一手术的发病率和技术难度有限,但仍需要进一步的临床研究,来更好地确定同种异体软骨微粒治疗膝关节软骨损伤的临床应用。

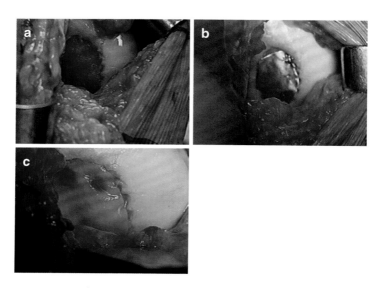

图 17.2   (a) 经髌旁内侧关节切开术去除钙化软骨层后股骨内侧髁大面积缺损。
(b)对缺损进行测量,这将有助于对含有软骨细胞的基质进行测量。(c)在用纤维蛋
白胶密封之前,将基质植入所制备的缺损中。

OAT

　　OAT 提供了来自膝关节[25]非负重部位的局部自体组织替换整个骨
软骨单元的能力[25]。OAT 特别适用于关节软骨损伤的潜在囊性病变或
坏死区域。此外,OAT 可以将透明软骨转移到关节软骨损伤,为所有软
骨修复提供最可预测的组织学结果[13]。然而,这一过程在技术上是有要
求的[26]。OAT 的应用主要受病变大小的限制,局部自体组织的位置主要
局限于股骨外侧髁近端沟或髁间切迹的外侧缘。供体部位的发病率仍
然是一个值得关注的问题[27,28]。尽管提供了最一致的组织学结果,OAT
仍然受限于关节软骨损伤的大小以及技术要求的性质。考虑到 OAT 在
研究中未显示出明显优于其他软骨修复的特征[29,30],因此,将健康的关
节软骨移植到受损区域必须与供体部位的潜在风险进行权衡。

OCA

新鲜 OCA 作为治疗膝关节软骨损伤的一种选择,近年来越来越受欢迎。这主要是由于改进的同种异体移植处理技术以及在美国更广泛的移植可用性。该手术不受病变大小的限制,也不会导致供区病变,同时还可能恢复膝关节表面光滑(图 17.3)[31,32]。然而,作为一种新鲜的同种异体移植物组织, 移植物的免疫原性和感染性疾病的传播引起了人们的关注[33]。此外,可能需要额外手段来获得适当大小的同种异体骨[34,35]。最近的研究强调了移植物和软骨细胞活力在移植时的重要性,这是一个潜在的影响临床和组织学结果的重要因素[36]。为了优化软骨细胞的生存能力,移植物植入不应过迟,外科医师应了解组织的处理和相关技术[37-39]。此外,患者和外科医师都需要积极配合,以获取适当大小匹配的组织。尽管在非对比研究中已经取得了有希望的结果[40],为了更

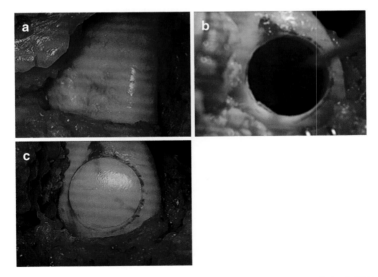

图 17.3 (a)经髌旁内侧关节切开术观察到股骨内侧髁伴大面积Ⅲ级和Ⅳ级软骨缺损。(b)将圆柱形铰刀置于病灶中心的导针上准备病灶。(c)准备好后,将匹配的圆柱形同种异体移植物进行植入。

好地确定其在膝关节软骨损伤治疗中的作用，随访和及时认识可能预测结果的潜在因素(包括软骨细胞生存能力)非常重要。

随机对照试验:软骨修复技术的比较

针对膝关节软骨损伤的随机前瞻性对比临床试验数量有限，Ⅲ级和Ⅳ级研究占了现有文献[8]的大部分。即使是高水平的随机化研究，由于样本量小、患者交叉不确定、随访效果差，在某些情况下，在随访<80%[41]的基础上，也无法将其视为Ⅰ级研究。此外，许多此类研究是对同一队列或同一队列在多个时间点进行评估的结果，这人为地增加了可获得的高质量研究的数量。尽管如此，这些研究为膝关节软骨损伤的治疗提供了最好的证据。大多数现有的比较研究将不同时期的ACI与微骨折术进行比较(表17.1)[42-50]。相关研究对微骨折术与OAT[51-54]、ACI与OAT[55-58]以及ACI进行了比较[59-61]。近年来，对微骨折术与增强微骨折术("微骨折术+")也有相关研究[15,16,62,63]。在这些比较研究中，结果却并不一致，特别是在不同队列的研究中。最近进行的两项比较研究证实了这一普遍的发现。这两项比较研究对再手术和相关临床结果进行了观察，并进行了短期和中期随访。两项系统综述均发现，在比较微骨折术、OAT和各种ACI技术时，再手术或临床结果无差异[29,30]。然而，随着对包括OAT和胶原膜ACI[30]在内的先进的软骨修复技术的长期随访，组织学软骨修复有改善和再手术率降低的趋势。

值得注意的是，针对OCA的相关比较研究较为缺乏。到目前为止，还没有与任何其他修复或恢复的膝关节软骨修复进行比较。此外，目前还没有比较两种以上治疗方法的多组随机研究。儿童患者的比例也较低，因为只有一项研究针对年龄≤18岁的患者[53]。因此，对于不同类型的膝关节软骨损伤患者缺乏明确的适应证、治疗方法和治疗结果也就不足为奇。未来的研究应将OCA作为一种治疗选择，同时根据患者的年龄和活动水平进行分层，以便更好地确定这些手术的适应证和结果。

表 17.1　膝关节软骨损伤修复手术的随机前瞻性比较临床研究

作者	时间	治疗	患者数量 (n)	平均随访 (个月)	平均年龄 (岁)	总结的结果
Basad 等[42]	2010	MACI 对 MFx	60	24	35.3	MACI 在临床上优于 MFx
Crawford 等[43]	2012	MACI 对 MFx	30	26	40	MACI 在临床上优于 MFx
Knutsen 等[44]b	2004	pACI 对 MFx	80	24	32.2	相同的临床和组织学结果
Knutsen 等[45]b	2007	pACI 对 MFx	80	60	32.2	相同的临床和放射学结果
Knutsen 等[46]	2016	pACI 对 MFx	80	180	32.2	相当于临床结果
Saris 等[47]b	2008	pACI 对 MFx	118	18	33.9	pACI 的组织学结果优于 MFx
Saris 等[48]b	2009	pACI 对 MFx	118	36	33.9	pACI 优于 MFx 的临床结果
Van Assche 等[49]b	2010	pACI 对 MFx	67	24	31	等效功能结果
Vanlauwe 等[50]	2011	pACI 对 MFx	118	60	33.9	pACI 在临床上优于 MFx，依赖于视敏度
Gudas 等[51]c	2005	MFx 对 OAT	57	37.1	24.5	OAT 在临床上优于 MFx
Gudas 等[52]c	2012	MFx 对 OAT	29	120	24.5	OAT 在临床上优于 MFx
Gudas 等[53]c	2009	MFx 对 OAT	47	50.4	14.4	OAT 在临床上优于 MFx
Ulstein 等[54]	2014	MFx 对 OAT	25	117.6	32.2	相同的临床和放射学结果
Bentley 等[55]d	2003	mACI 对 OAT	100	19	31.3	mACI 在关节镜下优于 OAT
Bentley 等[56]d	2012	mACI 对 OAT	100	120	31.3	mACI 在临床上优于 OAT

（待续）

表 17.1(续)

作者	时间	治疗	患者数量 (n)	平均随访 (个月)	平均年龄 (岁)	总结的结果
Dozin 等[57]	2005	pACI 对 OAT	47	6	28.7	相当于临床结果
Horas 等[58]	2003	pACI 对 OAT	40	24	33.4	OAT 临床优于 pACI
Bartlett 等[59]	2005	mACI 对 MACI	91	12	33.6	相同的临床、关节镜和组织学结果
Gooding 等[60]	2006	pACI 对 mACI	68	24	30.5	相同的临床结果
Zeifang 等[61]	2010	pACI 对 MACI	21	24	29.3	相同的临床结果
Anders 等[62]	2013	MFx 对 MFx+	38	24	38	相同的临床结果
Koh 等[26]	2016	MFx 对 MFx+	80	24	39	MFx +改善放射结果
Stanish 等[15]	2013	MFx 对 MFx+	80	12	36.2	相同的临床结果
Volz 等[16]	2017	MFx 对 MFx+	47	60	37	临床上 MFx+优于 MFx+

MACI,基质相关自体软骨细胞植入;mACI, ACI 膜补片, ACI 膜补片;MFx,微骨折术;MFx +,增强微骨折术;OAT,自体骨软骨移植;pACI, ACI 骨膜补片。

a,b,c,d 相同队列或同一队列的亚组。

针对膝关节软骨损伤的治疗方案

针对膝关节软骨损伤治疗决策的高水平证据仍比较有限，许多可用的建议都是该领域大量外科医师的专家意见[64,65]。针对膝关节软骨损伤的患者，手术的最终目标应该是为每位患者提供量身定制的解决方案。也就是说，软骨手术是姑息性的还是修复性的[66]？这些治疗方案往往是重叠的，而不是单一归为某一类别，但在开始制订治疗决策时，考虑差异非常重要。例如，微骨折术被认为是一种修复性手术，而由OAT、OCA 或 ACI 产生的透明质和透明样表面则向修复边界移动。患者的年龄、性别、活动度、BMI、既往手术史等多种因素常被考虑，病灶的位置、大小、深度、包容等因素也常被考虑[64,67]。年龄对软骨手术结果的影响目前受到质疑[64,65]，但将年龄与活动水平分开仍是讨论的焦点，而且年龄通常仍是治疗决策的重要组成部分。虽然与关节软骨损伤无真正的关系，其他因素，包括肢体力线、半月板状态和韧带稳定性都必须予以考虑，并在必要时需要同时处理[66]。

了解患者的目标和现有修复技术的局限性是取得成功的关键。一般来说，恢复性手术更适合年轻、活跃的患者。对于有明显骨缺失或囊性变的病变，最好使用 OAT 或骨软骨替代整个骨软骨单位同种异体移植物移植。由于可用的自体组织有限，OAT 通常局限于≤2cm² 的病变，而 OCA 是治疗较大病变的理想方法[67-70]。ACI 和其他基于细胞的治疗方法，如同种异体软骨微粒，更适合于无明显骨缺损的表面损伤[71,72]。ACI 适用于≥3cm² 的年轻活跃患者[23]，并与特殊的幼年同种异体软骨移植物相似。对于微骨折术，考虑到该手术相对容易且发病率较低，其通常用于病变<2cm² 的年轻活跃个体或活动水平较低的老年个体。从技术角度来看，微骨折术需要相邻软骨的稳定边缘来维持纤维软骨固定。因此，在那些无法获得稳定的邻近软骨边缘或表面轮廓的区域，如髌股关节，通常情况下微骨折术效果不佳。在这种情况下，可以考虑采用其他方法，包括 ACI、OAT 或 OCA。

这些指南为处理膝关节软骨损伤的各类患者提供了一个框架。虽然这些指南的高水平临床证据有限，手术的技术方面和病变的具体特征往往可以指导治疗。并且，重要的是使治疗策略个体化，以满足患者的个人需求并优化结果。

联合治疗效果

为软骨修复创造一个稳定的、生物力学上有利的环境对于成功修复膝关节软骨至关重要[67,73]。韧带松弛、半月板功能不全和力线不良则是软骨修复生物学和生物力学上的不利因素。研究表明，力线不良和半月板缺损对膝关节软骨接触压力存在负面影响[74,75]，而韧带功能不全可产生过度的剪切力，使愈合的软骨处于危险之中[76]。一项单独的非随机对照研究表明，ACI 联合 HTO 治疗内侧间室软骨损伤（内翻<5°）的临床疗效优于单纯 ACI 治疗[77]。其他研究显示，对于微骨折术和 HTO 治疗的内侧间室软骨损伤可以产生持久的结果和良好到优秀的临床结果[78,79]。力线不良对软骨修复的负面影响是公认的，但可接受的力线程度仍然是一个有争议的话题[67]。

同样，半月板移植联合软骨修复术治疗半月板缺损也取得了良好的效果[80]。最重要的是，有几项针对与关节软骨手术同时进行的一系列手术的研究，包括截骨和（或）半月板移植，证实了联合手术的安全性和有效性[81,82]。然而，在进行联合手术时，了解每个手术的康复目标和术后限制很重要。有关截骨和半月板移植联合膝关节软骨手术效果的临床资料非常有限，但基于这些手术的安全性，应鼓励对其疗效进行进一步的临床研究。

儿童和青少年关节软骨的修复

关于儿童膝关节软骨病变的高质量文献数量非常有限，且不包括 OCD 病变的切除、钻孔或固定。一项单独的随机对照试验比较了≤18

岁患者的 OAT 与微骨折术,并指出了 OAT 的临床优越性,尽管这两项试验的 4 年随访得到了令人鼓舞的临床结果[53]。在这项队列研究中,区分创伤性关节软骨损伤和 OCD 损伤较为困难。其他软骨手术,包括微骨折术、ACI 和 OCA,在儿童患者中应用后也显示出短期疗效[83-86]。在接受膝关节软骨修复手术的儿童患者中,一个独特的发现是早期临床表现对预后有积极影响[87],从而强调了在这一依赖患者群体中获得护理的重要性。总的来说,治疗年轻、活跃的关节软骨损伤患者的目标是恢复软骨表面,但支持长期软骨修复的数据缺乏,无法得出明确的结论。

让竞技运动员回归运动

膝关节软骨损伤在竞技运动员中比较常见,与一般人群相比,发生频率更高[3]。竞技运动员在生物力学和生理学方面的要求较高,而关节软骨自身的愈合能力几乎可以忽略不计[70,88],为了让运动员恢复到运动状态,常需要进行修复并恢复他们在受伤前的功能水平。评估关节软骨手术对恢复运动的影响的困难在于它们通常与其他手术同时进行[89]。因此,确定独立的影响关节软骨修复的因素,无论是积极的还是消极的,仍很困难。最近的一些系统回顾和荟萃分析研究了运动员进行各种软骨修复手术后恢复运动的能力。在这些研究中,回归运动的比率为 60%~90%[89-91]。所有这些研究都主要依赖于Ⅲ级和Ⅳ级研究,但总体数据确实显示,OAT 联合 ACI 对运动员的运动恢复情况有改善的趋势[90,91]。尽管在系统评价中没有一致的体现,OCA 在个体研究中提供了 75%~90% 的运动恢复率,也为未来的这一选择提供了希望[92-94]。

以上数据为膝关节软骨损伤术后运动员恢复运动提供了参考。如前所述,这些结果的持久性在很大程度上仍然未知。此外,膝关节软骨修复受限于异质性和缺乏一致的长期跟踪,以及几个影响运动的因素,包括心理上的原因以及功能障碍等,从而会进一步限制回归运动的主要结果。

结论

治疗膝关节软骨损伤的方法有很多,且短期疗效良好。然而,现有文献缺乏支持这些手段的长期结果的证据。一般来说,修复手术更适合年轻、活跃的患者,在理论上为关节的长期健康提供了更好的选择。最近对膝关节软骨修复相关的技术有了最新进展,但文献质量无类似改善。随着研究的深入以及精心设计的随机对照试验,我们对这一复杂问题的认识也必将会增加。

（寇宇晴 译　冀全博 校）

参考文献

1. Aroen A, Loken S, Heir S, et al. Articular cartilage lesions in 993 consecutive knee arthroscopies. Am J Sports Med. 2004;32(1):211–5.
2. Widuchowski W, Widuchowski J, Trzaska T. Articular cartilage defects: study of 25,124 knee arthroscopies. Knee. 2007;14(3):177–82.
3. Flanigan DC, Harris JD, Trinh TQ, Siston RA, Brophy RH. Prevalence of chondral defects in athletes' knees: a systematic review. Med Sci Sports Exerc. 2010;42(10):1795–801.
4. Shelbourne KD, Jari S, Gray T. Outcome of untreated traumatic articular cartilage defects of the knee: a natural history study. J Bone Joint Surg Am. 2003;85-A(Suppl 2):8–16.
5. Widuchowski W, Widuchowski J, Faltus R, et al. Long-term clinical and radiological assessment of untreated severe cartilage damage in the knee: a natural history study. Scand J Med Sci Sports. 2011;21(1):106–10.
6. McCormick F, Harris JD, Abrams GD, et al. Trends in the surgical treatment of articular cartilage lesions in the United States: an analysis of a large private-payer database over a period of 8 years. Arthroscopy. 2014;30(2):222–6.
7. Montgomery SR, Foster BD, Ngo SS, et al. Trends in the surgical treatment of articular cartilage defects of the knee in the United States. Knee Surg Sports Traumatol Arthrosc. 2014;22(9):

2070–5.

8. Harris JD, Erickson BJ, Abrams GD, et al. Methodologic quality of knee articular cartilage studies. Arthroscopy. 2013;29(7):1243–1252.e1245.

9. Jakobsen RB, Engebretsen L, Slauterbeck JR. An analysis of the quality of cartilage repair studies. J Bone Joint Surg Am. 2005;87(10):2232–9.

10. Makhni EC, Meyer MA, Saltzman BM, Cole BJ. Comprehensiveness of outcome reporting in studies of articular cartilage defects of the knee. Arthroscopy. 2016;32(10):2133–9.

11. Steadman JR, Rodkey WG, Briggs KK. Microfracture: its history and experience of the developing surgeon. Cartilage. 2010;1(2):78–86.

12. Mithoefer K, McAdams T, Williams RJ, Kreuz PC, Mandelbaum BR. Clinical efficacy of the microfracture technique for articular cartilage repair in the knee: an evidence-based systematic analysis. Am J Sports Med. 2009;37(10):2053–63.

13. DiBartola AC, Everhart JS, Magnussen RA, et al. Correlation between histological outcome and surgical cartilage repair technique in the knee: a meta-analysis. Knee. 2016;23(3):344–9.

14. Fortier LA, Chapman HS, Pownder SL, et al. BioCartilage improves cartilage repair compared with microfracture alone in an equine model of full-thickness cartilage loss. Am J Sports Med. 2016;44(9):2366–74.

15. Stanish WD, McCormack R, Forriol F, et al. Novel scaffold-based BST-CarGel treatment results in superior cartilage repair compared with microfracture in a randomized controlled trial. J Bone Joint Surg Am. 2013;95(18):1640–50.

16. Volz M, Schaumburger J, Frick H, Grifka J, Anders S. A randomized controlled trial demonstrating sustained benefit of Autologous Matrix-Induced Chondrogenesis over microfracture at five years. Int Orthop. 2017;41(4):797–804.

17. Brittberg M, Lindahl A, Nilsson A, Ohlsson C, Isaksson O, Peterson L. Treatment of deep cartilage defects in the knee with autologous chondrocyte transplantation. N Engl J Med. 1994;331(14):889–95.

18. Batty L, Dance S, Bajaj S, Cole BJ. Autologous chondrocyte implantation: an overview of technique and outcomes. ANZ J Surg. 2011;81(1–2):18–25.

19. Jacobi M, Villa V, Magnussen RA, Neyret P. MACI – a new era? Sports Med Arthrosc Rehabil Ther Technol. 2011;3(1):10.

20. Goyal D, Goyal A, Keyhani S, Lee EH, Hui JH. Evidence-based status of second- and third-generation autologous chondrocyte

implantation over first generation: a systematic review of level I and II studies. Arthroscopy. 2013;29(11):1872–8.

21. Farr J, Cole BJ, Sherman S, Karas V. Particulated articular cartilage: CAIS and DeNovo NT. J Knee Surg. 2012;25(1):23–9.

22. Farr J, Yao JQ. Chondral defect repair with particulated juvenile cartilage allograft. Cartilage. 2011;2(4):346–53.

23. Riboh JC, Cole BJ, Farr J. Particulated articular cartilage for symptomatic chondral defects of the knee. Curr Rev Musculoskelet Med. 2015;8(4):429–35.

24. HD A, Martin JA, Amendola RL, et al. The potential of human allogeneic juvenile chondrocytes for restoration of articular cartilage. Am J Sports Med. 2010;38(7):1324–33.

25. Hangody L, Rathonyi GK, Duska Z, Vasarhelyi G, Fules P, Modis L. Autologous osteochondral mosaicplasty. Surgical technique. J Bone Joint Surg Am. 2004;86-A(Suppl 1):65–72.

26. Koh JL, Wirsing K, Lautenschlager E, Zhang LO. The effect of graft height mismatch on contact pressure following osteochondral grafting: a biomechanical study. Am J Sports Med. 2004;32(2):317–20.

27. Ahmad CS, Guiney WB, Drinkwater CJ. Evaluation of donor site intrinsic healing response in autologous osteochondral grafting of the knee. Arthroscopy. 2002;18(1):95–8.

28. LaPrade RF, Botker JC. Donor-site morbidity after osteochondral autograft transfer procedures. Arthroscopy. 2004;20(7):e69–73.

29. Mundi R, Bedi A, Chow L, et al. Cartilage restoration of the knee: a systematic review and meta-analysis of level 1 studies. Am J Sports Med. 2016;44(7):1888–95.

30. Riboh JC, Cvetanovich GL, Cole BJ, Yanke AB. Comparative efficacy of cartilage repair procedures in the knee: a network meta-analysis. Knee Surg Sports Traumatol Arthrosc. 2017;25:3786–99.

31. Gross AE, Kim W, Las Heras F, Backstein D, Safir O, Pritzker KP. Fresh osteochondral allografts for posttraumatic knee defects: long-term followup. Clin Orthop Relat Res. 2008;466(8):1863–70.

32. LaPrade RF, Botker J, Herzog M, Agel J. Refrigerated osteoarticular allografts to treat articular cartilage defects of the femoral condyles. A prospective outcomes study. J Bone Joint Surg Am. 2009;91(4):805–11.

33. Friedlaender GE, Horowitz MC. Immune responses to osteochondral allografts: nature and significance. Orthopedics. 1992;15(10):1171–5.

34. Bernstein DT, O'Neill CA, Kim RS, et al. Osteochondral allograft donor-host matching by the femoral condyle radius of curvature. Am J Sports Med. 2017;45(2):403–9.

35. Highgenboten CL, Jackson A, Aschliman M, Meske NB. The

estimation of femoral condyle size. An important component in osteochondral allografts. Clin Orthop Relat Res. 1989;246: 225–33.

36. Cook JL, Stannard JP, Stoker AM, et al. Importance of donor chondrocyte viability for osteochondral allografts. Am J Sports Med. 2016;44(5):1260–8.

37. Cook JL, Stoker AM, Stannard JP, et al. A novel system improves preservation of osteochondral allografts. Clin Orthop Relat Res. 2014;472(11):3404–14.

38. Qi J, Hu Z, Song H, et al. Cartilage storage at 4 degrees C with regular culture medium replacement benefits chondrocyte viability of osteochondral grafts in vitro. Cell Tissue Bank. 2016;17(3):473–9.

39. Williams SK, Amiel D, Ball ST, et al. Prolonged storage effects on the articular cartilage of fresh human osteochondral allografts. J Bone Joint Surg Am. 2003;85-a(11):2111–20.

40. Familiari F, Cinque ME, Chahla J, et al. Clinical outcomes and failure rates of osteochondral allograft transplantation in the knee: a systematic review. Am J Sports Med. 2017:363546517732531.

41. Wright JG, Swiontkowski MF, Heckman JD. Introducing levels of evidence to the journal. J Bone Joint Surg Am. 2003;85-a(1):1–3.

42. Basad E, Ishaque B, Bachmann G, Sturz H, Steinmeyer J. Matrix-induced autologous chondrocyte implantation versus micro-fracture in the treatment of cartilage defects of the knee: a 2-year randomised study. Knee Surg Sports Traumatol Arthrosc. 2010;18(4):519–27.

43. Crawford DC, DeBerardino TM, Williams RJ 3rd. NeoCart, an autologous cartilage tissue implant, compared with microfracture for treatment of distal femoral cartilage lesions: an FDA phase-II prospective, randomized clinical trial after two years. J Bone Joint Surg Am. 2012;94(11):979–89.

44. Knutsen G, Engebretsen L, Ludvigsen TC, et al. Autologous chondrocyte implantation compared with microfracture in the knee. A randomized trial. J Bone Joint Surg Am. 2004;86-a(3):455–64.

45. Knutsen G, Drogset JO, Engebretsen L, et al. A randomized trial comparing autologous chondrocyte implantation with microfracture. Findings at five years. J Bone Joint Surg Am. 2007;89(10):2105–12.

46. Knutsen G, Drogset JO, Engebretsen L, et al. A randomized multicenter trial comparing autologous chondrocyte implantation with microfracture: long-term follow-up at 14 to 15 years. J Bone Joint Surg Am. 2016;98(16):1332–9.

47. Saris DB, Vanlauwe J, Victor J, et al. Characterized chondrocyte implantation results in better structural repair when treat-

ing symptomatic cartilage defects of the knee in a randomized controlled trial versus microfracture. Am J Sports Med. 2008;36(2):235–46.

48. Saris DB, Vanlauwe J, Victor J, et al. Treatment of symptomatic cartilage defects of the knee: characterized chondrocyte implantation results in better clinical outcome at 36 months in a randomized trial compared to microfracture. Am J Sports Med. 2009;37(Suppl 1):10s–9s.

49. Van Assche D, Staes F, Van Caspel D, et al. Autologous chondrocyte implantation versus microfracture for knee cartilage injury: a prospective randomized trial, with 2-year follow-up. Knee Surg Sports Traumatol Arthrosc. 2010;18(4):486–95.

50. Vanlauwe J, Saris DB, Victor J, Almqvist KF, Bellemans J, Luyten FP. Five-year outcome of characterized chondrocyte implantation versus microfracture for symptomatic cartilage defects of the knee: early treatment matters. Am J Sports Med. 2011;39(12):2566–74.

51. Gudas R, Kalesinskas RJ, Kimtys V, et al. A prospective randomized clinical study of mosaic osteochondral autologous transplantation versus microfracture for the treatment of osteochondral defects in the knee joint in young athletes. Arthroscopy. 2005;21(9):1066–75.

52. Gudas R, Gudaite A, Pocius A, et al. Ten-year follow-up of a prospective, randomized clinical study of mosaic osteochondral autologous transplantation versus microfracture for the treatment of osteochondral defects in the knee joint of athletes. Am J Sports Med. 2012;40(11):2499–508.

53. Gudas R, Simonaityte R, Cekanauskas E, Tamosiunas R. A prospective, randomized clinical study of osteochondral autologous transplantation versus microfracture for the treatment of osteochondritis dissecans in the knee joint in children. J Pediatr Orthop. 2009;29(7):741–8.

54. Ulstein S, Aroen A, Rotterud JH, Loken S, Engebretsen L, Heir S. Microfracture technique versus osteochondral autologous transplantation mosaicplasty in patients with articular chondral lesions of the knee: a prospective randomized trial with long-term follow-up. Knee Surg Sports Traumatol Arthrosc. 2014;22(6):1207–15.

55. Bentley G, Biant LC, Carrington RW, et al. A prospective, randomised comparison of autologous chondrocyte implantation versus mosaicplasty for osteochondral defects in the knee. J Bone Joint Surg Br. 2003;85(2):223–30.

56. Bentley G, Biant LC, Vijayan S, Macmull S, Skinner JA, Carrington RW. Minimum ten-year results of a prospective ran-

domised study of autologous chondrocyte implantation versus mosaicplasty for symptomatic articular cartilage lesions of the knee. J Bone Joint Surg Br. 2012;94(4):504–9.

57. Dozin B, Malpeli M, Cancedda R, et al. Comparative evaluation of autologous chondrocyte implantation and mosaicplasty: a multicentered randomized clinical trial. Clin J Sport Med. 2005;15(4):220–6.

58. Horas U, Pelinkovic D, Herr G, Aigner T, Schnettler R. Autologous chondrocyte implantation and osteochondral cylinder transplantation in cartilage repair of the knee joint. A prospective, comparative trial. J Bone Joint Surg Am. 2003;85-a(2):185–92.

59. Bartlett W, Skinner JA, Gooding CR, et al. Autologous chondrocyte implantation versus matrix-induced autologous chondrocyte implantation for osteochondral defects of the knee: a prospective, randomised study. J Bone Joint Surg Br. 2005;87(5):640–5.

60. Gooding CR, Bartlett W, Bentley G, Skinner JA, Carrington R, Flanagan A. A prospective, randomised study comparing two techniques of autologous chondrocyte implantation for osteochondral defects in the knee: Periosteum covered versus type I/III collagen covered. Knee. 2006;13(3):203–10.

61. Zeifang F, Oberle D, Nierhoff C, Richter W, Moradi B, Schmitt H. Autologous chondrocyte implantation using the original periosteum-cover technique versus matrix-associated autologous chondrocyte implantation: a randomized clinical trial. Am J Sports Med. 2010;38(5):924–33.

62. Anders S, Volz M, Frick H, Gellissen J. A randomized, controlled trial comparing autologous matrix-induced chondrogenesis (AMIC(R)) to microfracture: analysis of 1- and 2-year follow-up data of 2 centers. Open Orthop J. 2013;7:133–43.

63. Koh YG, Kwon OR, Kim YS, Choi YJ, Tak DH. Adipose-derived mesenchymal stem cells with microfracture versus microfracture alone: 2-year follow-up of a prospective randomized trial. Arthroscopy. 2016;32(1):97–109.

64. Behery O, Siston RA, Harris JD, Flanigan DC. Treatment of cartilage defects of the knee: expanding on the existing algorithm. Clin J Sport Med. 2014;24(1):21–30.

65. Bekkers JE, Inklaar M, Saris DB. Treatment selection in articular cartilage lesions of the knee: a systematic review. Am J Sports Med. 2009;37(Suppl 1):148s–55s.

66. Alford JW, Cole BJ. Cartilage restoration, part 1: basic science, historical perspective, patient evaluation, and treatment options. Am J Sports Med. 2005;33(2):295–306.

67. Alford JW, Cole BJ. Cartilage restoration, part 2: techniques, outcomes, and future directions. Am J Sports Med. 2005;33(3):443–60.

68. Camp CL, Stuart MJ, Krych AJ. Current concepts of articular cartilage restoration techniques in the knee. Sports Health. 2014;6(3):265–73.

69. Cole BJ, Pascual-Garrido C, Grumet RC. Surgical management of articular cartilage defects in the knee. Instr Course Lect. 2010;59:181–204.

70. Murray IR, Benke MT, Mandelbaum BR. Management of knee articular cartilage injuries in athletes: chondroprotection, chondrofacilitation, and resurfacing. Knee Surg Sports Traumatol Arthrosc. 2016;24(5):1617–26.

71. Bhattacharjee A, McCarthy HS, Tins B, et al. Autologous bone plug supplemented with autologous chondrocyte implantation in osteochondral defects of the knee. Am J Sports Med. 2016;44(5):1249–59.

72. Vijayan S, Bartlett W, Bentley G, et al. Autologous chondrocyte implantation for osteochondral lesions in the knee using a bilayer collagen membrane and bone graft: a two- to eight-year follow-up study. J Bone Joint Surg Br. 2012;94(4):488–92.

73. Weber AE, Gitelis ME, McCarthy MA, Yanke AB, Cole BJ. Malalignment: a requirement for cartilage and organ restoration. Sports Med Arthrosc. 2016;24(2):e14–22.

74. Agneskirchner JD, Hurschler C, Wrann CD, Lobenhoffer P. The effects of valgus medial opening wedge high tibial osteotomy on articular cartilage pressure of the knee: a biomechanical study. Arthroscopy. 2007;23(8):852–61.

75. Lee SJ, Aadalen KJ, Malaviya P, et al. Tibiofemoral contact mechanics after serial medial meniscectomies in the human cadaveric knee. Am J Sports Med. 2006;34(8):1334–44.

76. Brittberg M, Peterson L, Sjogren-Jansson E, Tallheden T, Lindahl A. Articular cartilage engineering with autologous chondrocyte transplantation. A review of recent developments. J Bone Joint Surg Am. 2003;85-A(Suppl 3):109–15.

77. Bode G, Schmal H, Pestka JM, Ogon P, Sudkamp NP, Niemeyer P. A non-randomized controlled clinical trial on autologous chondrocyte implantation (ACI) in cartilage defects of the medial femoral condyle with or without high tibial osteotomy in patients with varus deformity of less than 5 degrees. Arch Orthop Trauma Surg. 2013;133(1):43–9.

78. Sterett WI, Steadman JR. Chondral resurfacing and high tibial osteotomy in the varus knee. Am J Sports Med. 2004;32(5):1243–9.

79. Sterett WI, Steadman JR, Huang MJ, Matheny LM, Briggs KK. Chondral resurfacing and high tibial osteotomy in the varus knee: survivorship analysis. Am J Sports Med. 2010;38(7):1420–4.

80. Rue JP, Yanke AB, Busam ML, McNickle AG, Cole BJ. Prospective

evaluation of concurrent meniscus transplantation and articular cartilage repair: minimum 2-year follow-up. Am J Sports Med. 2008;36(9):1770–8.

81. Harris JD, Hussey K, Saltzman BM, et al. Cartilage repair with or without meniscal transplantation and osteotomy for lateral compartment chondral defects of the knee: case series with minimum 2-year follow-up. Orthop J Sports Med. 2014;2(10):2325967114551528.

82. Harris JD, Hussey K, Wilson H, et al. Biological knee reconstruction for combined malalignment, meniscal deficiency, and articular cartilage disease. Arthroscopy. 2015;31(2):275–82.

83. Cvetanovich GL, Riboh JC, Tilton AK, Cole BJ. Autologous chondrocyte implantation improves knee-specific functional outcomes and health-related quality of life in adolescent patients. Am J Sports Med. 2017;45(1):70–6.

84. Micheli LJ, Moseley JB, Anderson AF, et al. Articular cartilage defects of the distal femur in children and adolescents: treatment with autologous chondrocyte implantation. J Pediatr Orthop. 2006;26(4):455–60.

85. Murphy RT, Pennock AT, Bugbee WD. Osteochondral allograft transplantation of the knee in the pediatric and adolescent population. Am J Sports Med. 2014;42(3):635–40.

86. Steadman JR, Briggs KK, Matheny LM, Guillet A, Hanson CM, Willimon SC. Outcomes following microfracture of full-thickness articular cartilage lesions of the knee in adolescent patients. J Knee Surg. 2015;28(2):145–50.

87. DiBartola AC, Wright BM, Magnussen RA, Flanigan DC. Clinical outcomes after autologous chondrocyte implantation in adolescents' knees: a systematic review. Arthroscopy. 2016;32(9):1905–16.

88. Buckwalter JA. Articular cartilage: injuries and potential for healing. J Orthop Sports Phys Ther. 1998;28(4):192–202.

89. Harris JD, Brophy RH, Siston RA, Flanigan DC. Treatment of chondral defects in the athlete's knee. Arthroscopy. 2010;26(6):841–52.

90. Krych AJ, Pareek A, King AH, Johnson NR, Stuart MJ, Williams RJ 3rd. Return to sport after the surgical management of articular cartilage lesions in the knee: a meta-analysis. Knee Surg Sports Traumatol Arthrosc. 2017;25:3186–96.

91. Mithoefer K, Hambly K, Della Villa S, Silvers H, Mandelbaum BR. Return to sports participation after articular cartilage repair in the knee: scientific evidence. Am J Sports Med. 2009;37(Suppl 1):167s–76s.

92. Krych AJ, Robertson CM, Williams RJ 3rd. Return to athletic activity after osteochondral allograft transplantation in the knee.

Am J Sports Med. 2012;40(5):1053–9.

93. McCarthy MA, Meyer MA, Weber AE, et al. Can competitive athletes return to high-level play after osteochondral allograft transplantation of the knee? Arthroscopy. 2017;33(9):1712–7.

94. Nielsen ES, McCauley JC, Pulido PA, Bugbee WD. Return to sport and recreational activity after osteochondral allograft transplantation in the knee. Am J Sports Med. 2017;45(7):1608–14.

第 18 章

软骨修复新技术的出现

Andrew J. Riff, Annabelle Davey, Brian J. Cole

　　关节软骨损伤常见，且由于肥胖和运动的增加，其发病率也在增加。然而，由于有限的血管和细胞，关节软骨几乎没有自发愈合的能力。如果不及时治疗，关节软骨损伤将导致运动员永久残疾，并可能导致广泛的 OA。不断增加的疾病负担促使人们找到解决这一具有挑战性问题的持久方法。

　　在过去的 25 年间，软骨损伤的外科干预显著增加。应用最广泛的技术包括骨髓刺激技术（MST，包括微骨折术和软骨下钻孔）、ACI、骨软骨移植（包括 OAT 和 OCA）。这些技术中的每一项都对软骨修复领域产生了重大影响，但每一项都有其固有的缺陷。骨髓刺激操作简单且价格便宜，然而，它受到纤维软骨修复组织的限制，耐久性差，对较大的损伤效果差。与微骨折术相比，ACI 具有更长的使用寿命和更大的应用价

A. J. Riff (✉)
IU Health Physicians Orthopedics & Sports Medicine,
Indianapolis, IN, USA
e-mail: ariff@iuhealth.org

A. Davey
University of Vermont, College of Medicine, Burlington, VT, USA

B. J. Cole
Department of Orthopedic Surgery, Rush University Medical
Center, Chicago, IL, USA

值,然而,其局限性在于两阶段,以及产生透明状软骨并不是真正的透明软骨。OCA 提供直接的透明软骨和重建软骨下骨的能力。然而,同种异体骨的供应有限,并且与软骨细胞生存能力相关。

由于目前缺乏软骨修复技术,一些新技术最近被引入全球软骨修复市场。由于其监管标准没有 FDA 要求的严格,这些新产品中的许多最先被引入欧洲或亚洲。有限数量的产品如果符合"最低限度操作"或打算用于"同源用途",就能在美国迅速上市,因为这类产品无须 FDA 的批准。最近开发的技术已经得到广泛关注,包括增强微骨折术、MACI、软骨微粒、现成的骨软骨植入物、基质+干细胞产品和注射剂等。在本章,我们将讨论国外正在研究或最近在美国引入的新技术,以及这些创新背后的原理,并总结这些新技术的现有证据。

增强 MST

MST 包括微骨折术和软骨下钻孔,长期以来一直是关节软骨损伤的主要治疗方法。然而,由于纤维软骨修复组织,MST 耐久性较低且治疗更昂贵[1]。在增强 MST 中,骨髓刺激后可在缺损处添加基质或支架,以稳定间充质血凝块并促进间充质干细胞(MSC)向更透明的关节软骨[2]分化。增强 MST 技术包括自体基质诱导的软骨形成(AMIC)、BST-CarGel、GelrinC、BioCartilage 和软骨组织。

2010 年,Behrens 及其同事首次提出了一种增强骨髓刺激技术——AMIC。结合微骨折术和应用猪胶原 I/III 基质(ChondroGide,Geistlich,Pharma AG),用自体或异体纤维蛋白胶[3]固定。这项技术既可在关节镜下使用,也可在关节切开术后使用[4]。21 例采用 AMIC 治疗的大软骨缺损(>2cm^2)患者的回顾性病例报道显示,67% 的患者有高质量的修复,76% 的患者对结果满意[5]。这些结果值得注意,因为传统的 MST 显示大的病变效果较差[1]。多中心 RCT 比较了 47 例平均缺陷大小为(3.6±1.6)cm^2 患者的治疗效果。患者被随机分为单微骨折术组、AMIC 黏合组和 AMIC 缝合组。从术前到 2 年随访,三组患者 Cincinnati 和ICRS

评分均有显著改善。然而,经 AMIC 治疗的两组患者的 2 年和 5 年随访结果仍然良好,而单独微骨折术的结果在 2 年和 5 年时间点之间下降。此外,MRI 结果显示,与单纯微骨折术组相比[4],AMIC 治疗效果更好。

BST-CarGel(Piramal Life Sciences,Laval,Quebec,Canada)是一种含有液体壳聚糖和自体全血的生物制剂。壳聚糖是一种从甲壳类动物的外骨骼中提取的丰富的葡萄糖胺多糖,由于其生物相容性,被广泛用作支架材料,具有生物降解性和黏合性能。BST-CarGel 通常的做法是在用纱布擦除损伤形成"干区"后,通过微创关节切开然后应用于微骨折部位。在一项多中心随机对照试验中,BST-CarGel 在 1 年和 5 年随访时均显示出优于微骨折术的疗效[6]。80 例有症状的Ⅲ级或Ⅳ级关节软骨损伤患者被随机分为常规微骨折术组和 BST-CarGel 增强微骨折术组。术后 1 年再次进行关节镜检查,并进行组织活检。BST-CarGel 组通过组织学和修复组织检测,均显示出了较好的 ICRS 评分。在 5 年的随访中,BST-CarGel 组通过 3D 定量 MRI 表现出较好的结果。

GelrinC(Regentis Biomaterials,Or Akiva,Israel)是一种研究性质的水凝胶,由聚乙二醇双丙烯酸酯(PEG-DA)和变性纤维蛋白原组成。这两种液体材料填补到微骨折术的缺损中,并在紫外光下原位交联,形成 MSC 的半固体生物降解支架。在奥地利进行的一项研究报道显示,21 例患者的 MRI 结果显示进行微骨折术与 GelrinC 联合的患者,软骨缺损有明显改善[7]。此外,MOCART 平均评分在每个随访时间点(6~24 个月)都显示为增加,表明软骨质量在术后得到改善[7]。虽然早期结果是有希望的,长期的比较研究仍是必要的。此外,比利时、德国、以色列、荷兰和波兰的研究机构正在进行一项多中心、开放标签的Ⅰ/Ⅱ期临床试验(NCT00989794)。

BioCartilage(Arthrex,Inc.,Naples,Florida)是一种由脱水的微粒化异体软骨制成的产品,可与 PRP 一起植入缺损处(图 18.1)。它包含透明软骨细胞外基质,包括Ⅱ型胶原和蛋白聚糖,被认为是直接利用 MSC 生产高质量软骨来填补缺损[2]。在马模型的对照实验研究中,Fortier 及其同事证明,在术后 13 个月[8]的 ICRS 组织学评分和 MRI T2

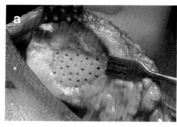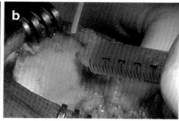

图 18.1 病灶刮除及骨髓刺激后髌骨中央软骨损伤约 25mm×25mm(a)。BioCartilage 及 PRP 的应用(b)。

方面,BioCartilage 和 PRP 增强的微骨折术明显优于单独微骨折术。目前还未发表关于人类受试者的临床结果研究。然而,Stannard 及其同事目前正在进行一项单中心前瞻性队列研究,比较 BioCartilage 骨增强微骨折术和孤立的微骨折术(NCT02203071)。目前,此 BioCartilage 可在美国使用。

Chondrotissue(BioTissue AG,Zurich,Switzerland)由聚羟基乙酸(PGA)和 HA 浸泡在 PRP 中的支架而成,用于骨髓刺激后。在羊模型中,软骨组织加微骨折术已被证明比单纯微骨折术更能改善修复组织的质量。Siclari 及其同事发表了 52 例经软骨组织强化软骨下钻孔治疗膝关节局灶性软骨损伤患者的一系列研究,他们注意到在 KOOS 评分和组织学方面,修复组织的结构显著改善,其中,蛋白多糖和 Ⅱ 型胶原[9]含量增加。Chondrotissue 于 2007 年发布,CE 标志着在欧洲可以使用,但在美国还没有商业应用。

MACI

ACI 于 1987 年提出,是第一个基于细胞的软骨修复手术技术。第一代 ACI 由于需要骨膜瓣、移植物肥大和透明软骨形成等因素而受到限制。第二代和第三代 ACI 技术消除了对骨膜瓣的需要,并提供了更自然的透明软骨生成条件。尽管 2016 年 12 月才被 FDA 批准在美国使用,MACI 自 1999 年以来已经在欧洲和澳大利亚广泛应用[10,11]。MACI 产品是通过将培养的自体软骨细胞应用于由胶原水凝胶或膜、聚乙二醇或聚乳酸共聚物组成的基质而制成的。许多 MACI 产品已经被开发出来,包括 Hyalograft C、软骨再生系统(CaReS)、Novocart 3D、NeoCart 和 Biocart 等。

　　Hyalograft C(Fidia Advanced Polymers,Abano Terme,Italy)自 1999 年开始使用,是第一个进入市场的自体组织工程软骨产品[11]。Hyalograft C 是一种利用 HYAFF-11 支架的 MACI 产品,HYAFF-11 支架是 HA 的一种无纺酯化衍生物,用于支持软骨细胞的体外生长。其细胞获取方式与传统 ACI 方法相同。标本被送到 Fidia Advanced Biopolymers 进行体外细胞培养。细胞培养 4 周后, 细胞种子及基质可通过关节切开术植入, 并用纤维蛋白胶固定于周围。初步研究表明,Hyalograft C 是安全的,且生物相容性较好,避免了相关的不良事件。Brix 及其同事发表了一组病例,共 53 名受试者接受了 Hyalograft C 治疗,平均随访 9 年[11]。作者注意到,对于简单的病例(孤立缺陷<4cm^2,失败率 4%),患者报道的结果良好,但对于挽救性病例(早期 OA 改变或双极病变,失败率 88%),效果不佳。Hyalograft C 是市场上使用最广泛的基质之一,但它在 2013 年被欧洲医学协会(EMA)从欧洲市场上取消了,原因是担心其制造方法和相关的低质量的比较研究[12]。

　　CaReS(Arthro Kinetics,Krems,Austria)是一种从老鼠尾巴肌腱中提取的 I 型胶原支架的 MACI 产品。CaReS 的准备包括:①使用胶原酶分解活检标本获得软骨细胞;②从鼠尾肌腱分离软骨细胞;③将软骨细胞以及胶原蛋白混合物置于 37℃ 湿润的环境中培养;④采用自体血清培养 10~13 天。为满足质量控制标准,所有标本均要求通过实时 PCR,要求细胞活力>80% 及 II 型胶原表达。CaReS 可以定制高度和面积。Schneider 及其同事发表了一项多中心病例研究,其中 116 例德国患者在 2003—2008 年间接受了 CaReS[13]。作者注意到 80% 的患者都有显著改善。

　　Novocart 3D(TeTeC,Reutlingen,Germany)是一种含有硫酸软骨素

的双层Ⅰ型胶原海绵。处理后,将收获的细胞接种到支架上,在同源血清中培养 2 天移植物被送回治疗医院。奥地利一项针对 28 例患者的 Novocart 3D 研究表明,所有患者的结果均有显著改善,大多数病例的 MRI[14]显示缺损被完全填充。有点令人担忧的是,Niethammer 及其同事注意到,在使用 Novocart 3D 治疗的患者中,有 25%(11/44)的 MRI 证据显示移植物肥大,且在有急性创伤或 OCD 病史的患者中尤其多见。自 2003 年以来,Novocart 3D 已在欧洲进行商业应用,并于 2014 年在美国进行Ⅲ期试验(NCT01957722)。

NeoCart(Histogenics,Waltham,MA)将可生物降解的牛Ⅰ型胶原补片与自体软骨细胞和生物反应器技术相结合(图 18.2)。生物反应器处理的目的是优化氧浓度、压力和灌注,并已被证明比未经处理的猪体内模型软骨细胞与胶原基质的整合更有效[15,16]。一项Ⅱ期随机临床试验比较了 30 例股骨髁Ⅲ级病变患者的 NeoCart 和微骨折术,结果表明,在改善患者的百分比和改善 KOOS 疼痛方面[17],NeoCart 优于微骨折术。目前正在对 NeoCart 与微骨折术进行Ⅲ期临床试验(NCT01066702)。

BioCart Ⅱ(Histogenics,Waltham,MA)是用自体血清和成纤维细胞生长因子 2v1 培养收获的软骨细胞,然后将其接种到纤维蛋白–透明质酸基质中产生 MACI 产物。与没有生长因子[18]的细胞相比,在含有 FGF 突变体的培养基中培养的细胞的增殖能力增加了 10 倍。BioCart Ⅱ治疗后 15~27 个月的 6 个膝关节的 MRI 评估显示(基于 T2 弛豫相和 dGEMRIC 分析)[19],BioCart Ⅱ可修复类似透明软骨的组织。将 BioCart Ⅱ与微骨折术进行比较的多中心Ⅱ期试验自 2008 年以来一直在进行,但结果仍未发表(NCT00729716)。

最近对 MACI 技术的系统回顾显示,与微骨折术相比,MACI 在 38%~75% 的病例中能够产生透明质样软骨组织,其组织学和患者预后良好[12]。这篇综述强调了未来比较不同基质的研究的必要性,以帮助外科医师为患者选择最佳移植物。

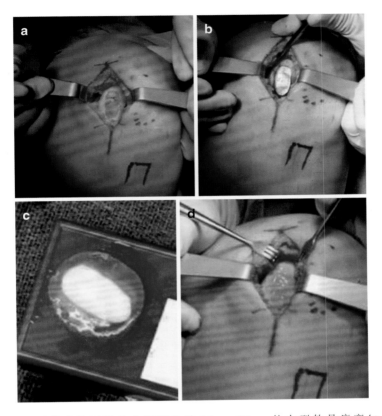

图 18.2　刮除病灶后股骨内侧髁处约 15mm×30mm 的大型软骨病变 (a,b)。NeoCart 移植物准备 (c)。NeoCart 移植物置入 (d)。

基质+间充质干细胞

为了寻找 ACI 的单阶段替代物,已经出现了多种将 MSC 与三维支架相结合的产品。这些技术的支持者认为,将 MSC 与适当的基质和生长因子结合可提供一种可靠的方法,来产生持久的透明状软骨。MSC 通过增加聚集蛋白聚糖的浓度和增强软骨硬度[20],来提高修复组织的质量。这类产品既可以使用自体(HA)MSC,也可以使用异体 MSC。

Hyalofast(Anika Therapeutics,Bedford,Massachusetts,USA)是一种将 HYAFF11 支架(Hyalograft C 中使用的同种支架)与来自 BMAC 的 MSC 结合在一起的产品。BMAC 含有成人 MSC、血小板、细胞因子和生长因子(包括 PDGF、TGFβ、BMP-2 和 BMP-7 等),它能通过合成代谢和抗炎特性改善治疗环境[21-24]。在骨髓抽吸液中,MSC 仅占有核细胞的 0.001%。因此,需要将骨髓抽吸液离心,以增加 MSC 的浓度。透明质酸支架技术包括将透明质酸支架模板化到缺损处, 用 BMAC 浸泡支架,用 6-0 PDS 缝线和(或)纤维蛋白胶将支架固定在软骨周围。Gobbi 及其同事最近发表了一项前瞻性配对队列研究,比较了 25 例接受微骨折术治疗的患者和 27 例接受 HA 治疗的患者[25]。在 2 年的随访中,Tegner 评分显示,微骨折术组中恢复到损伤前活动水平的比例显著增加。然而,在 5 年的随访中,更多的 HA-BMAC 组恢复到损伤前的活动水平[25]。同一组发表了一项 2 级队列研究, 比较 45 岁以上患者和 45 岁以下患者的 HA 水平[26]。随访 4 年发现,两组患者 IKDC、KOOS、VAS、Tegner 评分均有明显改善,组间差异无统计学意义。正如我们所预料的那样,结果显示在病变面积<8cm² 和单发病变而非多发病变[26]患者中其更有优势。HA 在大多数欧洲国家和一些亚洲和南美国家可以买到, 但在美国却买不到。

其他多种结合自体干细胞和基质的治疗方法也处于临床试验的早期阶段。人们对使用含有生物活性因子和脂肪源性干细胞(ADSC)的胶原基质很感兴趣。目前还没有任何临床结果,但 Calabrese 及其同事已经证明,在体外结合 I 型胶原支架和软骨诱导因子[27]时,ADSC 能够完全分化为成熟的软骨细胞。Dragoo 及其同事目前正在进行一项多中心 RCT 研究, 比较 ADSC 加胶原支架与微骨折术对孤立的膝关节软骨病变的影响(NCT02090140)。

异体干细胞与三维支架联合使用是目前正在探索的治疗供体部位病变的另一种选择。Cartistem(Medipost Co.,Ltd.,Korea)是一种利用透明质酸钠支架植入培养扩增的人脐带血源间充质干细胞 (hUBC-MSCs)的产品。关于 Cartistem 仅有的文献是在韩国进行的 I / II 期单中心临床试验[28],7 例患者接受低剂量或高剂量 hUBC-MSC 治疗。7 例患者中的 6 例同意在 12 周的随访中接受第二次关节镜检查，在此期间，治疗医师观察到 6 例患者的关节软骨全部成熟。从术前到随访 3 个月，所有受试者的 VAS 和 IKDC 评分均有改善，3 个月至 7 年[28]评分相对稳定。本研究提示 Cartistem 是安全有效的，但由于样本量小，其应用受到限制。Cole 和 Gomoll 目前正在进行 Cartistem 的 I / II 期临床试验，调查其安全性和有效性，该研究包括 12 例全层 3~4 级膝关节软骨缺损患者，预计于 2017 年 7 月完成数据收集（NCT01733186）。

微粒化软骨产品

另一种软骨损伤修复策略是利用 ACI 理论的单阶段替代治疗。该技术包括用少量微粒化软骨填充缺损，微粒化软骨用纤维蛋白胶固定，并通常与支架输送系统相结合。将软骨切割成 1~2mm^3 的碎片，使软骨细胞能够从 ECM 中解放出来，并产生与周围天然组织结合的透明软骨[29]。利用自体[软骨移植系统（CAIS）]和异体（新形成的自然组织）软骨制成的微粒化软骨目前已开展研究。

CAIS（DePuy Mitek，Raynham，Massachusetts，USA）是一项专有技术，将软骨制成 1~2mm^3 碎片，将碎片用聚己酸内酯（35%）和 PGA（65%）与 PDO 网制成的专用支架固定[30]。一项初步的随机试验研究比较了 29 例股骨滑车或股骨髁病变患者的 CAIS 和微骨折术结果[31]。在 24 个月的随访中，两组 IKDC 和 KOOS 评分较基线均有显著改善，CAIS 组评分明显高于微骨折术组。尽管有这些有希望的结果，III 期多中心随机对照试验（NCT00881023）由于缺乏注册和费用昂贵[32]而终止。

DeNovo Natural Tissue（NT）（Zimmer Biomet，Warsaw，Indiana，USA）利用来自 13 岁以下捐赠者的 1mm^3 同种异体软骨，并用纤维蛋白胶固定（图 18.3）[33]。这项技术的主要优点是幼年软骨细胞产生蛋白多糖的能力增加了 100 倍，且这些细胞不刺激免疫原性反应。这项技术的主要缺点是 DeNovo NT 有大约 40 天的保质期。因此，许多外科医师只有在

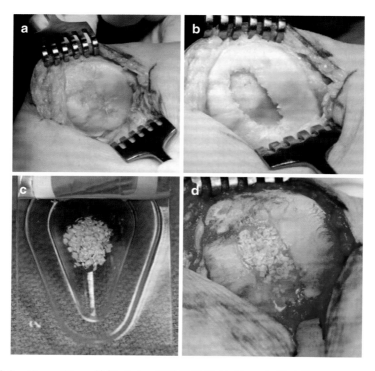

图 18.3   15mm×30mm 缺损（a）。刮除后的病变（b）。包装中的 DeNovo NT(c)。DeNovo NT 插入后并用纤维蛋白胶固定(d)。

进行关节镜诊断后才会进行这项技术，使其成为两阶段的技术。虽然还没有任何长期结果研究或 I 级证据，其早期临床结果非常有前途。在 25 例平均股骨病变大小为(2.7±0.8)cm² 的患者中，IKDC 和 KOOS 临床结果评分与术后 24 个月的基线相比有显著改善[34]。此外，MRI 结果显示修复软骨的组成与 2 年后的天然软骨相似。8 例患者的包含透明质和纤维软骨的活检组织学结果显示移植组织与天然软骨有良好的融合[34]。此外，在 IV 级病例系列中，我们回顾了 17 例接受新治疗的髌骨软骨病变患者。随访平均 8.2 个月，发现 KOOS 评分有显著改善[35]。自 2007 年以来，这项技术正在迅速得到普及，目前实施了约 8700 例[29]。

CartiONE(Orteq Ltd.,London,UK)是一种新型软骨修复技术,它将切碎的软骨、BMAC 和商业上可用的支架结合在一起,完成单步骤软骨修复。在 1h 内从滑车或髁间切槽的周围获取非关节透明软骨,经过细胞分离技术,与 BMAC 共同培养,并在植入前添加到商业可用的支架上。这一技术的原理是基于文献中阐述的来源于 MSC 营养因子有助于增加软骨细胞增殖和基质形成[36]。这项临床试验评估了 40 例接受 CartiONE 治疗的膝关节软骨缺损患者的优点、组织学结果和放射学结果(NCT01041885)。试验结果显示 KOOS、IKDC 和 VAS 都有显著改善,MRI 提示缺损得到填充。

骨软骨移植

新鲜 OCA 是 10 年内一种有价值且成功治疗软骨和 90%骨软骨缺损的方法[37,38]。尽管这项技术取得了成功,OCA 仍然受到移植物可用性和疾病传播问题的限制。此外,由于移植费用,许多外科医师在 OCA 前需要进行关节镜诊断,从而导致 OCA 成为一种两阶段的技术。目前市场上有三种现成的骨软骨植入物, 包括 Chondrofix、Cartiform、ProChondrix 等。虽然它们不含骨细胞,在本章讨论的两种新型支架(Maioregen 和 Agili-C)被单独用于治疗骨软骨缺损。

2012 年上市的 Chondrofix(Zimmer Inc.,Warsaw,IN)是第一个现成的同种异体骨软骨移植生物制剂。其有 4 种尺寸,保质期为 2 年。遗憾的是,32 例软骨修复治疗的前瞻性系列患者在植入后 2 年内的失败率为 72%[39]。作者未在他们的摘要中推测高失败率的原因,这可能是由于缺乏可存活的软骨细胞。

Cartiform (Arthrex Inc.,Naples,FL) 和 ProChondrix(AlloSource,Centennial,CO)是最近上市的两种含有活软骨细胞的同种异体骨软骨移植物。由于这些植入物被认为是"最低限度的操作",它们在美国是可以使用的。Cartiform 是一种冷冻保存的、可存活的骨软骨同种异体移植物(CVOCA),有 4 种尺寸可供选择,包括 10mm 直径、20mm 直径、

12mm×19mm 和 20mm×25mm。Cartiform 提高了移植物的柔韧性,保持了整个移植物的细胞活力。当储存在-80℃时,Cartiform 的保质期为 2 年。此外,Cartiform 具有最小的骨骼成分,这进一步提高了移植物的灵活性,以适应底层骨。ProChondrix 于 2016 年上市,是由活软骨细胞、基质和生长因子组成的新鲜软骨移植体。ProChondrix 在 4℃ 的温度下储存,在 35 天的保质期结束时,其生存率达到 87.5%。移植物有 11mm、13mm、15mm、17mm 和 20mm 直径可供选择。Cartiform 和 ProChondrix 都被用作独立的移植物,并可与骨髓刺激结合使用,这为同种异体移植物提供了修复途径。目前对是否需要同时进行骨髓刺激尚无共识。在山羊模型中对 Cartiform 的体外组织学评价显示,移植物在完整的透明软骨中保留了有活力的软骨细胞、软骨生长因子和 ECM 蛋白,而当与微骨折术联合使用时,与单纯的微骨折术相比,其可改善软骨的再生[40],但目前还无法获得人类的临床结果。

Maioregen(Finceramica Faenza SpA,Faenza,Italy)是一种三层仿生骨软骨支架,2011 年首次在欧洲临床使用。脱细胞支架用于治疗骨软骨缺损。浅层为 I 型马胶原蛋白,中层为 60% 的马胶原蛋白和 40% 的富镁血凝素(Mg-HA),深层为 30% 的马胶原蛋白和 70% 的 Mg-HA。在马模型中[41],支架被证明可以诱导软骨下小梁再生。Berruto 及其同事最近发表了 11 例使用 Maioregen 治疗自发性膝骨坏死(SPONK)患者的研究[42]。11 例患者中有 2 例最终接受了 TKA,其余 9 例患者获得了良好的结果,Lysholm、IKDC 和 VAS 评分均有显著改善。Maioregen 目前在美国还未上市,然而,一项 IV 期临床试验最近已在欧洲完成(NCT01282034)。

Agili-C(CartiHeal,Israel)是从珊瑚中提取的多孔生物可吸收双相支架,其中添加了 HA。它含有由碳酸钙组成的骨晶体、由改性霰石和 HA 组成的软骨[43]。霰石具有纳米粗糙的表面和多孔结构,允许细胞黏附和增殖。Kon 及其同事报道,6/7 只山羊在 Agili-C 治疗 12 个月后组织学完全恢复透明软骨和软骨下骨,病变直径为 6mm,深度为 10mm[44]。

一项涉及 97 例接受锥形(n=21)和圆柱形(n=76)种植体治疗的患者的多中心欧洲试验显示,84%的患者的 75%以上缺损得以填充,90%的患者的软骨界面完全恢复[43]。Agili-C 目前尚未上市,只能通过在欧洲的Ⅳ期临床试验获得(NCT02423629)。

注射制剂

传统的 OA 联合注射包括皮质激素或 HA,目的是在不改变疾病的情况下减少炎症并改善症状。包括 PRP、干细胞和生长因子在内的新型注射制剂最近成为增强软骨修复和延缓 OA 软骨损伤进展的重点研究对象。这些注射背后的基本原理是优化关节内的愈合环境,增加有利的细胞因子的浓度并增加蛋白多糖的合成(IGF-1、FGF、TGF-β 家族),减少导致 OA 的分解代谢的细胞因子 (IL-1、TNF、IL-6、IL-7 和 IL-8)。最近引起关注的药物包括 Orthokine/Regenokine、PRP、自体和异体MSC、sprifermin(FGFR-18)和 OP-1(BMP7)。

许多关于可注射生长因子的报道来源于职业运动员注射Orthokine(Orthogen,Dusseldorf,Germany)。Orthokine,现在在美国作为Regenokine,是一种自体条件血清(ACS),这种血清从与硼硅酸盐玻璃球孵育的自体血液中提取,并引起 IL-1 受体拮抗剂(IL-1ra)水平升高[45]。虽然几乎无可用的文献支持 Orthokine/Regenokine,Baltzer 及其同事证明 Orthokine / Regenokine 的患者临床效果(VAS,SF-8 以及 WOMAC)较好[46]。

PRP 是另一种生物治疗方法,通过对自体血液的离心,以达到血小板和血浆蛋白的超高浓度,从而加速修复。PRP 中的许多生长因子刺激软骨合成并抑制分解细胞因子 IL-1 和 TNF-α 等的影响。最近的一项双盲随机对照试验表明,在 WOMAC 疼痛评分方面,PRP 和 HA 之间无差异[47]。最近对 29 项评价 PRP 在 OA 治疗中的效果的研究进行了系统回顾结果显示,在 11 项比较 PRP 与 HA 的研究中,有 9 项显示了 PRP

较好的治疗效果[48]。

BMAC 已被用作基质和间充质干细胞产品的细胞来源，并用于 OA 的管理。如前所述，BMAC 含有成体骨髓间充质干细胞(bmMSC)、血小板、细胞因子和生长因子，所有这些都具有独特的抗炎和免疫调节作用。Chahla 及其同事最近对 BMAC 用于局灶性软骨缺损的修复和 OA 的治疗进行了系统回顾[49]。3 项研究表明 BMAC 对 OA 有效。现有文献表明，BMAC 显著改善了患者症状，然而，无证据表明 BMAC 改变了 OA 的自然史。

Lipogems(Lipogems International SpA,Milan,Italy)是一种单次使用的技术。Lipogems 自 2013 年开始使用，主要采用抽吸、处理和转移脂肪组织来获取脂肪源性间充质干细胞 (adMSC)。关于 Lipogems 治疗 OA 的证据目前仅限于病例报道，然而，在用 Lipogems 治疗 OA 的患者中，疼痛、功能评分和软骨厚度均有显著改善[50,51]。值得注意的是，体外比较 adMSC 和 bmMSC 的成软骨潜能，发现 bmMSC 具有更高的成软骨效率和质量[52,53]。

骨形态发生蛋白 7 (BMP7)，作为成骨蛋白 1 (OP-1,Olympus Biotech,West Lebanon,NH)，是第一个上市的用于治疗 OA 的生长因子。OP-1 被证明对软骨有修复作用，包括刺激蛋白多糖、胶原和 HA 的合成，并阻止 IL-1 分解代谢。OP-1 的第一阶段安全试验显示了其相对于安慰剂的安全性和益处[54]，但进一步的试验已经停止，Olympus Biotech 公司在 2014 年停止了 OP-1 的商业化推广。

Sprifermin(rhFGF-18)在体内与软骨中的成纤维细胞生长因子受体 3(FGFR-3)结合并激活，以促进软骨形成和软骨基质的生成。临床前研究表明，sprifermin 可诱导软骨细胞增殖，从而增加 ECM 的产生[55]。然而，最近的一项比较 sprifermin 和安慰剂的随机双盲安慰剂对照试验表明，sprifermin 组与对照组相比[56]，软骨厚度无差异，WOMAC 疼痛评分改善较差[56]。一项 II 期多中心安慰剂对照的临床试验正在评估sprifermin 在 OA 中的作用(NCT01919164)。

结论

在过去的 20 年里,出现了多种新型软骨修复产品,旨在改进现有技术的局限性。大多数产品结合细胞源与基质和(或)生长因子,以优化愈合环境。令人兴奋的技术包括增强微骨折术、基质辅助 ACI、基质+干细胞生产、微粒化软骨、骨软骨植入物和注射制剂等。这些产品已经显示出有希望的临床和组织学结果,但由于 FDA 的限制,许多产品在美国仍不可用。此外,虽然这些技术中有许多与传统微骨折术相比是有利的,但很少有文献将它们与更复杂的技术(ACI 或骨软骨移植)进行比较。正在进行的临床试验的进一步结果对于改变软骨修复技术的地位将至关重要。

(张雁磊 译　徐亚梦 校)

参考文献

1. Devitt BM, Bell SW, Webster KE, Feller JA. Surgical treatments of cartilage defects of the knee: systematic review of randomised controlled trials. Knee. 2017;24:508–17.
2. Cole BJ, Kercher JS, Strauss EJ, Barker JU. Augmentation strategies following the microfracture technique for repair of focal chondral defects. Cartilage. 2010;1:145–52.
3. Benthien JP, Behrens P. Autologous Matrix-Induced Chondrogenesis (AMIC). Cartilage. 2010;1:65–8.
4. Piontek T, Ciemniewska-Gorzela K, Szulc A. All-arthroscopic AMIC procedure for repair of cartilage defects of the knee. Knee Surg. 2012;20:922–5.
5. Schiavone Panni A, Del Regno C, Mazzitelli G. Good clinical results with autologous matrix-induced chondrogenesis (Amic) technique in large knee chondral defects. Knee Surg. 2017;26:1130–6.

6. Shive MS, Stanish WD, McCormack R, Forriol F, Mohtadi N, Pelet S, Desnoyers J, Méthot S, Vehik K, Restrepo A. BST-CarGel® treatment maintains cartilage repair superiority over microfracture at 5 years in a multicenter randomized controlled trial. Cartilage. 2015;6:62–72.

7. Trattnig S, Ohel K, Mlynarik V, Juras V, Zbyn S. Morphological and compositional monitoring of a new cell-free cartilage repair hydrogel technology–GelrinC by MR using semi-quantitative MOCART scoring and quantitative T2 index and new zonal T2 index calculation. Osteoarthr Cartil. 2015;23:2224–32.

8. Fortier LA, Chapman HS, Pownder SL, Roller BL, Cross JA, Cook JL, Cole BJ. BioCartilage improves cartilage repair compared with microfracture alone in an equine model of full-thickness cartilage loss. Am J Sports Med. 2016;44:2366–74.

9. Siclari A, Mascaro G, Gentili C, Kaps C, Cancedda R, Boux E. Cartilage repair in the knee with subchondral drilling augmented with a platelet-rich plasma-immersed polymer-based implant. Knee Surg Sports Traumatol Arthrosc. 2013;22: 1225–34.

10. Bryan W. Approval letter for biologics lincense application for autologous cultured chondrocytes on porcine collagen membrane. U.S. Food & Drug Administration. December 13, 2016.

11. Brix MO, Stelzeneder D, Chiari C, Koller U, Nehrer S, Dorotka R, Windhager R, Domayer SE. Treatment of full-thickness chondral defects with hyalograft C in the knee: long-term results. Am J Sports Med. 2014;42:1426–32.

12. Wylie JD, Hartley MK, Kapron AL, Aoki SK, Maak TG. What is the effect of matrices on cartilage repair? A systematic review. Clin Orthop Relat Res. 2015;473:1673–82.

13. Schneider U, Rackwitz L, Andereya S, Siebenlist S, Fensky F, Reichert J, Löer I, Barthel T, Rudert M, Nöth U. A prospective multicenter study on the outcome of type I collagen hydrogel–based autologous chondrocyte implantation (CaReS) for the repair of articular cartilage defects in the knee. Am J Sports Med. 2011;39:2558–65.

14. Zak L, Albrecht C, Wondrasch B, Widhalm H, Vekszler G, Trattnig S, Marlovits S, Aldrian S. Results 2 years after matrix-associated autologous chondrocyte transplantation using the Novocart 3D scaffold. Am J Sports Med. 2014;42:1618–27.

15. Kusanagi A, Mascarenhas AC, Blahut EB, Johnson JM, Murata T, Mizuno S. Hydrostatic pressure with low oxygen stimulates extracellular matrix accumulation by human articular chondrocytes in a 3-D collagen sponge. 51st Annual Meeting of the Orthopedic Research Society, Washington, DC, 384; 2005.

16. Kusanagi A, Mascarenhas AC, Blahut EB, Johnson JM. Hydrostatic pressure with low oxygen stimulates extracellular matrix accumulation by human articular chondrocytes in a 3-D collagen gel/sponge. Transactions of the 51st Annual Orthopaedic Research Society. 2005. p. 20–3

17. Crawford DC, DeBerardino TM, Williams RJ III. NeoCart, an autologous cartilage tissue implant, compared with microfracture for treatment of distal femoral cartilage lesions. J Bone Joint Surg Am. 2012;94:979–89.

18. Yayon A, Neria E, Blumenstein S, Stern B, Barkai H, Zak R, et al. BIOCART™II a novel implant for 3D reconstruction of articular cartilage. J Bone Joint Surg Br Vol. 2006;88-B(SUPP II):344.

19. Domayer SE, Welsch GH, Nehrer S, Chiari C, Dorotka R, Szomolanyi P, Mamisch TC, Yayon A, Trattnig S. T2 mapping and dGEMRIC after autologous chondrocyte implantation with a fibrin-based scaffold in the knee: preliminary results. Eur J Radiol. 2010;73:636–42.

20. Sampson S, Bemden AB-V, Aufiero D. Autologous bone marrow concentrate: review and application of a novel intra-articular orthobiologic for cartilage disease. Phys Sportsmed. 2013;41:7–18.

21. Bain BJ. The bone marrow aspirate of healthy subjects. Br J Haematol. 1996;94:206–9.

22. Cassano JM, Kennedy JG, Ross KA, Fraser EJ. Bone marrow concentrate and platelet-rich plasma differ in cell distribution and interleukin 1 receptor antagonist protein concentration. Knee Surg. 2016;26:333–42.

23. Kim M, Kim J, Lim J, Kim Y, Han K. Use of an automated hematology analyzer and flow cytometry to assess bone marrow cellularity and differential cell count. Ann Clin Lab Sci. 2004;34:307–13.

24. Yamamura R, Yamane T, Hino M, Ohta K, Shibata H, Tsuda I, Tatsumi N. Possible automatic cell classification of bone marrow aspirate using the CELL-DYN 4000 automatic blood cell analyzer. J Clin Lab Anal. 2002;16:86–90.

25. Gobbi A, Whyte GP. One-stage cartilage repair using a hyaluronic acid–based scaffold with activated bone marrow–derived mesenchymal stem cells compared with microfracture. Am J Sports Med. 2016;44:2846–54.

26. Gobbi A, Scotti C, Karnatzikos G, Mudhigere A, Castro M, Peretti GM. One-step surgery with multipotent stem cells and Hyaluronan-based scaffold for the treatment of full-thickness chondral defects of the knee in patients older than 45 years.

Knee Surg Sports Traumatol Arthrosc. 2017;25:2494–501.

27. Calabrese G et al. Combination of collagen-based scaffold and bioactive factors induces adipose-derived mesenchymal stem cells chondrogenic differentiation in vitro. Front Physiol. 2017. https://doi.org/10.3389/fphys.2017.00050.

28. Park YB, Ha CW, Lee CH, Yoon YC, Park YG. Cartilage regeneration in osteoarthritic patients by a composite of allogeneic umbilical cord blood-derived mesenchymal stem cells and hyaluronate hydrogel: results from a clinical trial for safety and proof-of-concept with 7 years of extended follow-up. Stem Cells Transl Med. 2017;6:613–21.

29. Yanke AB, Tilton AK, Wetters NG, Merkow DB, Cole BJ. DeNovo NT particulated juvenile cartilage implant. Sports Med Arthrosc Rev. 2015;23:125–9.

30. Cole BJ, Farr J, Winalski CS, Hosea T, Richmond J, Mandelbaum B, De Deyne PG. Outcomes after a single-stage procedure for cell-based cartilage repair: a prospective clinical safety trial with 2-year follow-up. Am J Sports Med. 2011;39:1170–9.

31. Cole BJ, Farr J, Winalski CS, Hosea T, Richmond J, Mandelbaum B, De Deyne PG. Outcomes after a single-stage procedure for cell-based cartilage repair. Am J Sports Med. 2011;39: 1170–9.

32. Riboh JC, Cole BJ, Farr J. Particulated articular cartilage for symptomatic chondral defects of the knee. Curr Rev Musculoskelet Med. 2015;8:429–35.

33. Farr J, Yao JQ. Chondral defect repair with particulated juvenile cartilage allograft. Cartilage. 2011;2:346–53.

34. Farr J, Tabet SK, Margerrison E, Cole BJ. Clinical, radiographic, and histological outcomes after cartilage repair with particulated juvenile articular cartilage: a 2-year prospective study. Am J Sports Med. 2014;42:1417–25.

35. Buckwalter JA, Bowman GN. Clinical outcomes of patellar chondral lesions treated with juvenile particulated cartilage allografts. Iowa Orthop J. 2014;34:44–9.

36. Wu L, Leijten JCH, Georgi N, Post JN, van Blitterswijk CA, Karperien M. Trophic effects of mesenchymal stem cells increase chondrocyte proliferation and matrix formation. Tissue Eng Part A. 2011;17:1425–36.

37. Gracitelli GC, Meric G, Pulido PA, Gortz S, De Young AJ, Bugbee WD. Fresh osteochondral allograft transplantation for isolated patellar cartilage injury. Am J Sports Med. 2015;43:879–84.

38. Levy YD, Gortz S, Pulido PA, McCauley JC, Bugbee WD. Do fresh osteochondral allografts successfully treat femoral condyle lesions? Clin Orthop Relat Res. 2013;471:231–7.

39. Farr J, Gracitelli G, Gomoll AH. Decellularized osteochondral allograft for the treatment of cartilage lesions in the knee. Orthop J Sports Med. 2015;3(7).

40. Geraghty S, Kuang J-Q, Yoo D, LeRoux-Williams M, Vangsness CT, Danilkovitch A. A novel, cryopreserved, viable osteochondral allograft designed to augment marrow stimulation for articular cartilage repair. J Orthop Surg Res. 2015;10:66.

41. Kon E, Mutini A, Arcangeli E, Delcogliano M, Filardo G, Nicoli Aldini N, Pressato D, Quarto R, Zaffagnini S, Marcacci M. Novel nanostructured scaffold for osteochondral regeneration: pilot study in horses. J Tissue Eng Regen Med. 2010;4:300–8.

42. Berruto M, Ferrua P, Uboldi F, Pasqualotto S, Ferrara F, Carimati G, Usellini E, Delcogliano M. Can a biomimetic osteochondral scaffold be a reliable alternative to prosthetic surgery in treating late-stage SPONK? Knee. 2016;23:936–41.

43. Kon E, Robinson D, Verdonk P, Drobnic M, et al. A novel aragonite-based scaffold for osteochondral regeneration: early experience on human implants and technical developments. Injury. 2016;47:S27–32.

44. Kon E, Filardo G, Shani J, Altschuler N, Levy A, Zaslav K, Eisman JE, Robinson D. Osteochondral regeneration with a novel aragonite-hyaluronate biphasic scaffold: up to 12-month follow-up study in a goat model. J Orthop Surg Res. 2015;10:81.

45. Fortier LA, Chapman HS, Pownder SL, Roller BL, Cross JA, Cook JL, Cole BJ. BioCartilage improves cartilage repair compared with microfracture alone in an equine model of full-thickness cartilage loss. Curr Rev Musculoskelet Med. 2015;44:2366–74.

46. Baltzer AW, Moser C, Jansen SA, Krauspe R. Autologous conditioned serum (Orthokine) is an effective treatment for knee osteoarthritis. Osteoarthr Cartil. 2009;17:152–60.

47. Cole BJ, Karas V, Hussey K, Pilz K, Fortier LA. Hyaluronic acid versus platelet-rich plasma. Am J Sports Med. 2017;45:339–46.

48. Laver L, Marom N, Dnyanesh L, Mei-Dan O, Espregueira-Mendes JO, Gobbi A. PRP for degenerative cartilage disease. Cartilage. 2016;8:194760351667070.

49. Chahla J, Dean CS, Moatshe G, Pascual-Garrido C, Serra Cruz R, LaPrade RF. Concentrated bone marrow aspirate for the treatment of chondral injuries and osteoarthritis of the knee. Orthop J Sports Med. 2016;4:232596711562548.

50. Striano RD, Battista V, Bilboo N. Non-responding knee pain with osteoarthritis, meniscus and ligament tears treated with ultrasound guided autologous, micro-fragmented and minimally manipulated adipose tissue. Open J Regen Med. 2017;6:17.

51. Franceschini M, Castellaneta C, Mineo G. Injection of autologous micro-fragmented adipose tissue for the treatment of post traumatic degenerative lesion of knee cartilage: a case report. CellR4. 2016;4:e1765.

52. Reich CM, Raabe O, Wenisch S, Bridger PS. Isolation, culture and chondrogenic differentiation of canine adipose tissue-and bone marrow-derived mesenchymal stem cells–a comparative study. Vet Res Commun. 2012;36:139–48.

53. Jakobsen RB, Shahdadfar A, Reinholt FP, Brinchmann JE. Chondrogenesis in a hyaluronic acid scaffold: comparison between chondrocytes and MSC from bone marrow and adipose tissue. Knee Surg Sports Traumatol Arthrosc. 2010;18:1407–16.

54. Hunter DJ, Pike MC, Jonas BL, Kissin E, Krop J, McAlindon T. Phase 1 safety and tolerability study of BMP-7 in symptomatic knee osteoarthritis. BMC Musculoskelet Disord. 2010;11:232.

55. Ellsworth JL, Berry J, Bukowski T, et al. Fibroblast growth factor-18 is a trophic factor for mature chondrocytes and their progenitors. Osteoarthr Cartil. 2002;10:308–20.

56. Lohmander LS, Hellot S, Dreher D, Krantz EFW, Kruger DS, Guermazi A, Eckstein F. Intraarticular sprifermin (recombinant human fibroblast growth factor 18) in knee osteoarthritis: a randomized, double-blind, placebo-controlled trial. Arthritis Rheum. 2014;66:1820–31.

索 引

B

半月板　21
半月板切除术后综合征　117
髌股力线　38
髌骨软骨缺损　133
剥脱性骨软骨炎　101

D

大面积软骨缺损　87

E

儿童和青少年关节软骨的
　修复　226

G

股骨软骨缺损　78
骨髓刺激　139,209,218
关节软骨　3
关节软骨手术　56
关节液　47

H

滑膜　47
滑膜生物标志物　49

J

胫股软骨缺损　189
胫骨软骨缺损　205

L

力线不良　34,189

N

内侧半月板切除术后综合征　117

R

软骨缺损　71
软骨损伤　217
软骨细胞　6
软骨下骨　8
软骨修复　58
软骨修复技术　218
软骨修复新技术　237

W

外侧半月板切除术后综合征　121
微骨折术　218
微粒化软骨产品　245

X

细胞疗法　219

Y

原发性骨丢失　87

Z

增强 MST　238

诊断性关节镜检查　208

注射制剂　249

共同交流探讨　提升专业能力

智能阅读向导为您严选以下专属服务

 读者社群：本书配有读者社群，读者入群可与群友分享阅读本书的心得体会，提升业务水平，马上扫码加入！

 推荐书单：点击后可获取更多骨科学图书推荐。

操作步骤指南

第一步　微信扫描本书二维码。

第二步　选取您需要的资源，点击获取。

第三步　如需重复使用，可再次扫码，或添加到微信"📦收藏"功能。

扫码添加
智能阅读向导